Charles und Frances Hunter

Handbuch für Heilung

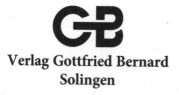

Verlag Gottfried Bernard
Solingen

© 1987, 2011 Charles and Frances Hunter
   Happy Hunter Ministries
   P.O.Box 5600
   Kingwood, TX 77325-5600

Published by: Whitaker House
               1030 Hunt Valley Circle
               New Kensington, PA 15068
               www.whitakerhouse.com
under the Title: **Handbook for Healing**
               Revised Edition

© 2012Verlag Gottfried Bernard
   Heidstraße 2a
   42719 Solingen
   E-Mail: verlag.gottfriedbernard@t-online.de
   Internet: www.gbernard.de

Verwendete Bibelübersetzung: Schlachter 2000,
andere Ausgaben wurden im Text gekennzeichnet.

ISBN 978-3-941714-27-4
Best. Nr. 175527

Übersetzung: Gabriele Pässler
Überarbeitung und Lektorat: Ursula Jung

Grafikdesign: Daniel Bernard, unter Verwendung eines Fotos von Shutterstock:
   Open Glowing Bible von Cardens Design
Satz: Satz & Medien Wieser, Stolberg
Druck: Schönbach Druck, Erzhausen
Printed in Germany

Inhalt

Stimmen zum Buch

Den Dienst der Hunters habe ich kennengelernt durch einen Chirurgie-Patienten, der mir zum Abschied das Handbuch für Heilung geschenkt hatte. Als ich las, welch eine Vielfalt von Krankheiten durch Gebet geheilt werden konnten, fragte ich mich: „Wozu habe ich dann überhaupt Medizin studiert?" Doch dann sah ich ein Video aus der Reihe Doctors' Panel (ein Ärzte-Forum) von Charles und Frances Hunter, und das veränderte meine Einstellung den beiden gegenüber. Dieses Video bestätigte die Wahrheit, dass die Kraft des Wortes Gottes Menschen heilt. Dieses erstaunliche Buch beruht auf denselben biblischen Prinzipien, nach denen Jesus geheilt hat. Es ist solch ein Segen zu sehen, wie Menschen geheilt werden. Und es ist ein wahrer Segen, ein Werkzeug in der Hand des Herrn zu sein.

Dr. Philip Goldfedder, M.D.

„How to Heal the Sick" (Wie man die Kranken heilt) und „Handbuch der Heilung" – diese beiden Bücher sollte jeder Gläubige lesen. Sie lehren uns auf einfache, unkomplizierte Weise, wie man die Kranken heilt. Jeder Gläubige kann dadurch verstehen wie einfach es ist, mit dem Gebet für Heilung zu dienen.

Pastor Robb Johnson
Family Harvest Church, Tinley Park, Illinois

Charles und Frances erklären die konkreten, praktischen Schritte, wie man Kranke heilt. Sie machen es einem leicht, das zu verstehen, und sie begeistern uns dafür, die Werke Jesu zu tun.

Pastor Billy Joe Daugherty
Victory Christian Center, Tulsa, Oklahoma

Gottes Wort sagt uns: „Mein Volk geht zugrunde aus Mangel an Erkenntnis" (Hosea 4,6). 197 Ärzte brachten ihr Wissen ein und halfen Charles und Frances, ein erstaunliches Buch mit dem Titel *Handbuch für Heilung* zu schreiben. Sie haben es durchgesehen und aktualisiert. Dieses Buch steckt voller Wissen von unschätzbarem Wert, so dass Sie erfolgreich für Kranke um Heilung beten können.

Mike Floyd
Autor von Supernatural Business

Handbuch für Heilung ist ein Buch, das Charles und Frances Hunter mit der Hilfe von 197 Ärzten und Chiropraktikern geschrieben haben. Dieses Buch macht es jedem leicht, Kranken die Hände aufzulegen und zu sehen, wie sie gesund werden. Dieses Buch sollte jeder Christ immer dabei haben.

Rev. Karl Strader
Senior Pastor, Carpenter's Home Church, Lakeland, Florida

Das *Handbuch für Heilung* ist unverzichtbar, denn wir können uns nicht immer an alles erinnern, was wir über Krankenheilung gelernt haben. Es ist wie eine Art Konkordanz oder ein Verzeichnis, das man als Erinnerungshilfe im Rücken hat. Es zeigt auf, wie man für jede Krankheit beten und was man sonst noch tun kann. Das Buch ist eine Pflichtlektüre für jeden Gläubigen!

Curt Frankhauser
Assistenz-Pastor, First Assembly of God, Fargo, North Dakota

Vorwort

Dieses Buch entstand als Antwort für Menschen, die mehr Information brauchten. Sie hatten das Buch *How to Heal the Sick* gelesen und das gleichnamige Video-und Audiomaterial gesehen bzw. gehört. Wenn sie dann das Gelernte „draußen" anwenden wollten, konnten sie sich oft nicht an all das erinnern, was sie in so kurzer Zeit gelernt hatten. Um mit mehr Erfolg um Heilung beten zu können, brauchten sie einen Auffrischungskurs in Kurzform.

Der Heilige Geist legte es uns sehr aufs Herz und inspirierte uns dazu, ein weiteres Buch zu schreiben. Damit wollten wir das bereits Gesagte nochmals betonen, aber auch neue Information zugänglich machen. Wir wussten, dass es ein Handbuch werden sollte und nicht einfach ein weiteres Buch über Heilung, sondern eines mit einer alphabetischen Aufzählung von Krankheiten zum schnellen Nachschlagen.

Unser aufrichtiger Dank gilt allen, die dieses Buch lesen und in die Tat umsetzen, weil sie erfasst und verstanden haben, was Jesus dem Leib Christi heute sagen will.

Charles und Frances Hunter

Anmerkung: Dieses Buch wird ständig verändert, entsprechend dem neuen Verständnis und neuen Wissen, das Gott uns gibt. Dies ist kein Buch mit gesicherten wissenschaftlichen Erkenntnissen, sondern vielmehr ein Vorschlag, wie verschiedene psychische und körperliche Gesundheitsprobleme definiert und durch Gebet geheilt werden können.

Anmerkung des Verlegers für die deutschsprachige Ausgabe: Die in diesem Buch empfohlenen Bücher (soweit sie nicht im Deutschen vorliegen), sowie die Video- und Audioaufnahmen können in englischer Sprache unter folgender Internet-Adresse erworben werden: www.joanhunter.org/store.

Ein Dank an die Mediziner

Folgende Ärzte haben mit ihrer Teilnahme und ihrem medizinischen Wissen zu unseren *Doctors' Panels* (Ärzte-Foren) beigetragen. Vieles von dem, was wir gelernt haben, verdanken wir ihnen, die uns so uneigennützig an ihrem Wissen teilhaben ließen.

Weitere Ärzte haben bei den Foren mitgewirkt oder waren mit uns bei den *Healing Explosions* (Name der Heilungs-Veranstaltungen), die wir vielleicht nicht genannt haben. Wieder andere werden in Zukunft an unseren Heilungsveranstaltungen teilnehmen. Wir schätzen es sehr, dass sie zur Glaubwürdigkeit des Heilungsdienstes beigetragen haben. Sie sind uns und den Heilungsgebets-Teams eine äußerst große Hilfe.

Dr. Charles P. Adamo, B.A., Arzt für Chiropraktik
Dr. Robert Aikman, M.D., C.M., Gynäkologe
Dr. Alexander, Arzt für Chiropraktik
Dr. Peter Alderson, Arzt für Chiropraktik
Dr. Larry Barge, M.D.
Dr. Raj Beliram, M.Sc, P.H.D., Pathologe
Dr. David Bigby, M.D., Psychiater
Dr. Paul Boegel, D.D.S., Parodontologe
Dr. Dale C. Clark, Arzt für Chiropraktik
Dr. Thomas Davis, M.D., Psychiater
Dr. Michael Dunn, M.D., Chirurg
Dr. Borton Dupuy, Optiker
Dr. Norman L. Dykes, M.D., Internist
Dr. H. Bruce Ewart, Ph.D., Seelsorger/Lebensberater
Dr. W. Douglas Fowler, Jr., M.D., Chirurg
Dr. Ralph Gardner, Arzt für Chiropraktik
Dr. Thomas Gorman, M.D., Augenarzt
Dr. Wayne Graves, Osteopath
Dr. Charles Fuessner, D.D.S
Dr. Steve Gyland, M.D., Kinderarzt
Dr. Gerald Hall, Arzt für Chiropraktik
Dr. David Hartz, M.D., Allgemeinmedizin
Dr. Richard Henderson, M.D., Psychiater

Dr. E.T. Hesse, Jr., Arzt für Chiropraktik

Dr. Roger Hill, Optiker

Dr. Randy Horton, Osteopath

Dr. Jeff Howard, Chiropraktiker

Dr. Carol Hunt, M.D., Ärztin für Anästhesie

Dr. Paul Jacobs, D.D.S.

Dr. Richard Janson, M.D., Augenarzt

Dr. Richard Jantzen, M.D.

Dr. Joy M. Johnson, M.D., Radiologin

Dr. Frank Keller, M.D., Präventivmedizin

Dr. Ben Kitchings, M.D.

Dr. Alice Lane, Homöopathin/ Ernährungswissenschaft

Dr. Roy LeRoy, Arzt für Chiropraktik

Dr. Jonathan Lewis, M.D., F.A.C.S., Orthopädie-Chirurg

Dr. Caroline Love, M.D., Internistin

Dr. Donald Loveleth, M.D.

Dr. Joseph C. Mantheis, Arzt für Chiropraktik

Dr. Marilyn Maxwell, M.D., Internistin

Dr. John H. McDonald, M.D., Arzt für Chiropraktik

Dr. Alex Millhouse, Arzt für Chiropraktik

Dr. Patrick E. Murray, Arzt für Chiropraktik

Dr. Beulah Nichols, Ph.D.

Dr. Doran L. Nicholson, Arzt für Chiropraktik

Dr. Larry Norville, M.D., Podologe (Fußmedizin)

Dr. Larry Norup, M.D., Podologe (Fußmedizin)

Dr. Thomas A. Owen, Arzt für Chiropraktik

Dr. Suzanne M. Peoples, M.D.

Dr. Madelyn Permutt, Arzt für Chiropraktik

Dr. Robert C. Pfeiler, M.D., Psychiater

Dr. Harrison Prater, Arzt für Chiropraktik

Dr. Curt Priest, M.D., Notfallmedizin

Dr. James Price, D.D.S.

Dr. Frank Pushtarina, Arzt für Chiropraktik

Dr. Daniel Reierson, Arzt für Chiropraktik

Dr. Kenneth Romanoff, D.D.S.

Dr. R.J. Rozich, Arzt für Chiropraktik

Dr. Ozzie Sailor, M.D., Chirurg

Dr. Steven G. Seifert, Arzt für Chiropraktik

Dr. Robert Shiffman, Arzt für Chiropraktik
Dr. Jeff Sitron, Arzt für Chiropraktik
Dr. James R. Slusher, Arzt für Chiropraktik
Dr. Gerald W. Spencer, D.D.S., Kieferorthopäde
Dr. Charles Stanback, M.D., Familienmedizin
Dr. Thomas Stanley, M.D., Kinderarzt
Dr. Dan Strader, Ernährungswissenschaft
Dr. Anthony Sunseri, D.D.S.
Dr. Mary Ruth Swope, Ernährungswissenschaft
Dr. Tarry Terrell, D.D.S., Parodontologe
Dr. David Thompson, Arzt für Chiropraktik
Dr. Michael Vanaria, Arzt für Chiropraktik
Dr. Larry White, Arzt für Chiropraktik
Dr. Joel Wise, Arzt für Chiropraktik
Dr. James Wyllie, Arzt für Chiropraktik
Gene Clark, staatl. gepr. Krankenpfleger
Georgia Cohen, staatl. gepr. Krankenschwester
Marilyn Howe, staatl. gepr. Krankenschwester
Ella Jansen, staatl. gepr. Krankenschwester
Betty Mills, staatl. gepr. Krankenschwester
Yvonne Moffit, staatl. gepr. Krankenschwester
Bobby Smith, staatl. gepr. Krankenpfleger
Ouida Walsh, staatl. gepr. Krankenschwester

Kapitel 1

Die Souveränität Gottes

Von Frances

Hallelujah! Ich will dem Herrn vor seinem Volk von ganzem Herzen danken für seine gewaltigen Wunder. Alle, die dankbar sind, sollen mit mir über sie nachsinnen. Denn seine Wunder zeigen seine Erhabenheit, Majestät und ewige Güte (Psalm 111,1-3; wörtlich übersetzt von The Livin Bible).

Gott sei Dank, dass wir einem Gott der Wunder dienen – einem Gott, der möchte, dass wir uns im Übernatürlichen bewegen und genauso Wunder erleben wie damals, als Jesus über diese Erde ging – so, wie es seine Jünger taten.

Jesus Christus ist derselbe gestern und heute und auch in Ewigkeit! (Hebräer 13,8)

Gott sei Dank, dass wir einem unveränderlichen Gott dienen. Wenn wir wirklich von ganzem Herzen glauben, dass Jesus gestern, heute und für immer derselbe ist, dann müssen wir auch glauben, dass er heute die gleichen Wunder tun wird, die er gestern tat und die er morgen tun wird. Mit dem einzigen Unterschied, dass er dazu die Menschen gebraucht, in denen und durch die er lebt.

Jesus sagte:

„Wahrlich, wahrlich, ich sage euch: Wer an mich glaubt, der wird die Werke auch tun, die ich tue, und wird größere als diese tun, weil ich zu meinem Vater gehe. Und alles, was ihr bitten werdet in meinem Namen, das will ich tun, damit der

Vater verherrlicht wird in dem Sohn. Wenn ihr etwas bitten werdet in meinem Namen, so werde ich es tun" (Johannes 14,12-14).

Wenn Jesus das gesagt hat, dann muss es wahr sein: Die Gläubigen werden genau die gleichen Dinge tun, die er tat, und noch größere! Nicht aufgrund unserer eigenen Gerechtigkeit oder Stärke, sondern nur deshalb, weil Jesus gesagt hat, wir würden sie tun.

Den letzten Teil dieser Verse benutzen wir oft als Bibelstelle, wenn wir über Gebet sprechen. Aber wir müssen begreifen, unter welchen Bedingungen wir ihn bitten können, um was wir wollen: Wir müssen „draußen" sein und danach streben, die Wunder zu tun, von denen er sagte, dass wir sie tun würden! Wir preisen Gott über jedem Wunder, das wir sehen – ob es nun auf dem Flughafen geschieht, im Fernsehstudio, im Supermarkt, im Büro, an der Tankstelle oder im Gottesdienst. Wir lieben es, anderen Menschen von den Wundern zu erzählen, die wir erleben. Dadurch wird ihr Glaube angefacht und sie beginnen darauf zu vertrauen, dass auch *an ihnen* und *durch sie* Wunder geschehen! Gott will uns nicht nur zu Wunder-Empfängern machen, er möchte auch, dass wir Wunder-Wirker sind.

In Hosea 4,6 heißt es: „Mein Volk geht zugrunde aus Mangel an Erkenntnis."

Heutzutage hungern die Menschen nach Erkenntnis. Mit aller Kraft suchen sie danach, um schließlich Wunder zu tun und sich im Übernatürlichen zu bewegen – gerade so, wie Jesus gesagt hat, dass wir es tun würden.

Bei unseren *Healing Explosions*[1] haben wir es immer wieder gesehen: In Krankenheilung geschulte und trainierte Menschen sind völlig geschockt darüber, dass auch sie im Übernatürlichen handeln können. Sie schauen ihre Hände an und sagen: „Unglaublich, dass Gott *mich* so gebrauchen konnte!"

Heute ist der Tag des Glaubenden. Gott ruft alle Gläubigen auf, jetzt endlich das zu tun, was er uns aufgetragen hat. Christsein ist nicht eine Religion, in der man Sonntagmorgens zur Kirche geht, sich mit Bibelstellen vollstopfen lässt und mitreißende

---

[1] Name der Heilungsveranstaltungen

Predigten anhört, von denen man dann eine Woche lang zehrt, bis man wieder zur Kirche geht und aufs Neue zuhört.

Christsein ist ein Lebensstil! Christsein bedeutet, dass wir das Gleiche sagen und tun wie Jesus und in seinen Fußstapfen wandeln! Paulus hat es gepredigt und dafür diese starken Worte gefunden:

„Ich bin mit Christus gekreuzigt; und nun lebe ich, aber nicht mehr ich [selbst], sondern Christus lebt in mir. Was ich aber jetzt im Fleisch lebe, das lebe ich im Glauben an den Sohn Gottes, der mich geliebt und sich selbst für mich hingegeben hat" (Galater 2,20, Hervorhebung hinzugefügt).

Wir müssen mit unserem Herzen verstehen und nicht nur gedanklich, dass Jesus Christus wirklich und wahrhaftig in uns lebt, und dass er sich durch uns der Welt offenbaren will!

Dies ist wahrhaftig die Stunde des Gläubigen, in der Gott zu unserem Herzen spricht. Er sagt uns, dass wir die gepolsterte, bequeme Kirchenbank verlassen und uns in die Arena hinausbegeben sollen, um jetzt endlich das zu tun, wozu er uns berufen hat.

Gott hat den fünffältigen Dienst eingerichtet *„zur Zurüstung der Heiligen, für das Werk des Dienstes, für die Erbauung des Leibes des Christus"* (Epheser 4,12). Der fünffältige Dienst der Apostel, Propheten, Evangelisten, Hirten und Lehrer soll lehren, trainieren, zur Reife bringen und ausbilden. Wir als Leib Jesu lernen dadurch, wie wir die Werke tun können, von denen Jesus sagte, dass wir sie tun würden. Zu lange hatten wir das Gefühl, dass der fünffältige Dienst die ganze Arbeit alleine tun und die Heiligen doch bitte in Ruhe lassen sollte. Das ist nun vorbei. Jetzt ist die Zeit der Kraft und die Zeit zu handeln, da der schlafende Riese aufwacht und sein Erbe in Besitz nimmt.

Wir werden nicht länger eine schwache, rückgratlose Kirche ohne Kraft und Wunder sein, sondern eine vollmächtige Kirche, die sich in jedem Gottesdienst und in jeder Stunde an jedem Tag im Übernatürlichen bewegt.

Charles und ich sind erst vor kurzem unsere Bibeln durchgegangen und haben in der Apostelgeschichte alles markiert, was mit dem Übernatürlichen zu tun hat. Wir haben beinahe alles angestrichen! Was sagt uns das? Wir erkennen daran, dass die Urgemeinde der Prototyp für das ist, was die Gemeinde heute sein sollte.

Die Gläubigen sollten hinausgehen (und viele tun es schon) und im Alltag Wunder tun.

Neulich waren wir beim Fotografen und wurden gebeten, für die Aufnahmen zu posieren. Beide antworteten wir gleichzeitig: „Okay, wir erzählen Ihnen einfach, was wir so machen. Wenn Sie meinen, jetzt hätten wir den richtigen Gesichtsausdruck, dann schießen Sie das Foto!"

Wir lieben es, über Jesus zu reden und darüber, was er heute in der Welt tut. Also erzählten wir von einigen Wundern aus unseren Heilungsveranstaltungen wie auch von solchen, die in unserem Alltag passieren, wenn wir mit Menschen zusammen sind.

Schließlich war der Film voll. Eine der Fotografinnen sprach uns an: „Ich habe ein Nackenproblem. Meine Halswirbelsäule schmerzt die ganze Zeit, es ist kaum auszuhalten!"

Halleluja! Das war eine Gelegenheit für Jesus! Wir sagten „Kein Problem!", legten ihr die Hände auf, machten das „Nacken-Ding" und augenblicklich war sie geheilt!

Als die Kamera wieder bereit war, erzählten wir weiter von den Wundern und dem, was Gott heute alles tut. Dann musste der Film erneut ausgewechselt werden.

Nun kam eine andere Dame zu uns und sagte keuchend: „Ich habe schreckliches Asthma. Können Sie auch dagegen etwas tun?"

Wir sagten „Kein Problem!" und banden den Teufel im Namen Jesu. Wir warfen den Geist des Asthmas hinaus, befahlen, dass sich neue Lungen bildeten und sagten den Bronchien und den Lungenbläschen, sie sollten sich öffnen und erweitern. Mit einem Mal hörte das Keuchen auf und die Frau atmete tief ein und aus.

Nun konnte das Fotografieren weitergehen. Dann musste wieder der Film gewechselt werden. Jemand aus dem hinteren Teil des Studios lief auf uns zu und sagte: „Vor Jahren hatte ich einen Autounfall mit einem Schleudertrauma. Können Sie auch dagegen etwas tun?"

Wir machten das „Gesamte Ding" (Nacken-, Armlängen-, Becken- und Beinlängenkorrektur). Die Kraft Gottes und die Autorität, die wir in dem Namen Jesu haben, heilten diesen jüdischen Mann auf der Stelle!

Auf dem Rückweg zum Büro schaute Charles mich an und sagte: „Das war jetzt ein Tag, wie ihn auch die Jünger hatten, als sie auf der Erde lebten, meinst du nicht auch?" Ja, und so sollte jeder Tag im Leben eines Christen aussehen!

Am nächsten Tag fuhren wir nach Cleveland, Ohio, zu einer Fernsehsendung. Auf dem Heimweg trafen wir am Flughafen einen Freund, den wir seit Jahren nicht gesehen hatten. Er holte seine Mutter ab, die zufällig mit dem gleichen Flugzeug wie wir gekommen war. Er stellte uns einander vor und sie sagte: „Ich habe eine furchtbare Pilzinfektion in meinem Rachen, ich kann kaum schlucken. Können Sie mir helfen?"

Gibt es für Wunder einen besseren Platz als ein belebter Flughafen? Ich legte ihr die Hände auf und ihr Hals wurde augenblicklich geheilt. Dann erzählte sie uns, sie hätte erst neulich eine Blasenoperation gehabt und immer noch Schmerzen deshalb. Charles führte sofort das „Becken-Ding" durch (jawohl, vor den Augen all der Leute im Flughafen) und dann noch das „Bein-Ding". Die Dame konnte kaum glauben, was da vor ihren Augen geschah. Sogar ihr arthritisches Knie wurde geheilt! Einige Minuten später empfing ihr Ehemann die Taufe im Heiligen Geist – ebenfalls im Flughafengebäude.

Während wir zum Auto gingen, priesen wir beide Gott und dankten ihm, dass er durch die Wunder, die wir gerade erlebt hatten, seine Herrlichkeit, seine Majestät und seine ewige Güte erwiesen hatte. Er tat es durch zwei Menschen, die davon überzeugt sind, dass das Wort Gottes wahr und heute noch gültig ist!

In unseren *Healing Explosions* haben wir erlebt, wie viele von uns trainierte Menschen im Glauben vorwärtsgingen und darauf vertrauten, dass Gott sie gebrauchen will. Durch die *Doctors' Panels* (Ärzte-Foren) haben wir vieles äußerst Hilfreiches gelernt. Wir sehen jetzt einen bedeutenden Anstieg an Heilungen. Der Prozentsatz von Menschen, die durch die Kraft Gottes im Namen Jesu geheilt werden, steigt ständig.

Im Heilungsdienst ist es ungemein wichtig, dass wir uns immer daran erinnern: Wir können nur Wunder tun durch die Kraft des Heiligen Geistes Gottes und den Namen Jesu. Jesus sagte: *„Mir ist gegeben alle Macht im Himmel und auf Erden."* (Matthäus 28,18;).

Jedes kleine Bisschen von Gottes Autorität wurde Jesus gegeben, aber sehen Sie, was er in Lukas 10,19 sagte:

> *„Siehe, ich gebe **euch** die Vollmacht, auf Schlangen und Skorpione zu treten, und über **alle** Gewalt des Feindes; und nichts wird euch in irgendeiner Weise schaden."* (Hervorhebung hinzugefügt)

Er drehte sich um und vertraute *uns* die Vollmacht an, die *ihm* gegeben worden war! Warum? Damit wir nicht machtlos sind, sondern dieselbe Autorität haben wie er, und dieselben Wunder tun wie er.

Wir können nicht einen Teil der Bibel akzeptieren und den Rest verwerfen! Wenn wir glauben, dass Jesus kam, um uns von der Sünde zu befreien und uns ewiges Leben zu geben, dann müssen wir auch den Rest glauben – also auch das, wo er uns befiehlt, hinauszugehen und die gleichen Dinge zu tun wie er!

Jesus sagte, dass er die Wunder nicht aus eigener Kraft tat, sondern durch die Kraft seines Vaters. Dieser selbe Heilige Geist, der in Jesus wirkte, wurde uns mit genau derselben unbegrenzten Vollmacht gegeben, damit wir vollbringen können, was vollbracht werden muss – heute, auf dieser Erde. Machen wir von ihr Gebrauch und genießen wir sie!

Allerdings ist das eine Gratwanderung. Wir lehren die Menschen, dass uns diese Autorität und Macht gegeben wurden, damit wir sie gebrauchen. Aber wir müssen darauf achten, dass wir keine Ehre für uns selbst nehmen, sondern immer Gott danken und ihm die Ehre geben für alles, was geschieht. Auch wenn wir die Gefäße sind, die er gebraucht!

Wir können uns in falscher Demut verstricken und glauben, dass wir gar nichts können; auf der anderen Seite müssen wir aufpassen, nicht stolz und selbstgefällig zu werden und die ganze Ehre für uns selbst einzustreichen. Wir müssen uns immer daran erinnern: Für jedes Wunder, das geschieht, gehört alle Ehre Gott allein!

Er hat uns versprochen, dass *„die ganze Erde mit der Herrlichkeit des Herrn erfüllt werden soll"* *(4. Mose 14,21)*. Jesus sagte uns in Johannes 17, wir seien seine Herrlichkeit. Warum sind wir seine Herrlichkeit? Weil wir tun, was er uns zu tun geboten hat. Wie können wir jemals erwarten, seine Herrlichkeit zu sein, es sei denn, wir erfüllen seine Gebote. Dann wird die Erde voller Menschen sein, die Dämonen austreiben, das Evangelium predigen, in Sprachen sprechen, taufen und Kranke heilen!

Wir danken Gott für die vielen Ärzte, die er bei den verschiedenen von uns durchgeführten *Healing Explosions* zu unseren *Doctors' Panels* geschickt hat. Im Voraus wussten wir nie, wer kommen würde; aber der Herr brachte immer neue Experten aus vielen medizinischen Fachbereichen. Wir sind Gott so dankbar für all die medizinisch ausgebildeten Mitstreiter, die Allgemeinmediziner, Orthopädie-Chirurgen, Kinderärzte, Geburtshelfer, Fußmediziner, Chiropraktiker, Augenärzte, Optiker, Zahnärzte, Kieferorthopäden, Ernährungswissenschaftler, Gynäkologen, Osteopathen, Pathologen, Chirurgen und die anderen Spezialisten.

Ihr medizinisches Wissen in Kombination mit von Gott geschenkter geistlicher Erkenntnis brachte viele Heilungen hervor, die sonst vielleicht nicht geschehen wären. Natürlich müssen wir immer daran denken, dass Gott souverän ist und seine Wunder so tun kann, wie er es möchte. Viele dieser Ärzte berichteten uns, ihr Leben habe sich grundlegend verändert durch das, was sie durch ihre Teilnahme am *Doctors' Panel* und bei der *Healing Explosion* gelernt haben. Dafür sind wir Gott so dankbar!

Erinnern Sie sich: Wir selbst sind keine Mediziner und deshalb können wir keinem sagen, er solle aufhören oder anfangen, Medikamente zu nehmen. Wenn Sie jemandem sagen, er solle Medikamente nehmen, üben Sie eine medizinische Tätigkeit aus. Das ist illegal, es sei denn, Sie wären tatsächlich zugelassener Arzt. Haben Sie einer Person Heilung zugesprochen, dann sagen Sie ihr, sie solle zum Arzt gehen und sich untersuchen lassen. Heilungen sind durch Untersuchungen, Röntgenaufnahmen und Bluttests nachprüfbar! Alle Heilungen, die Gott uns schenkte, bestanden den Test der medizinischen Untersuchungen.

Uns wurde die Frage gestellt: „Warum gehen Sie nicht ins Krankenhaus und machen es leer?"

Dafür können wir einen stichhaltigen Grund nennen: Das wäre nicht legal. Wenn jemand Sie bittet, ins Krankenhaus zu kommen und für sie oder ihn zu beten (oder für einen Familienangehörigen oder einen Freund), ist es in Ordnung, im Krankenhaus zu dienen; aber auch dann müssen Sie die Hausordnung beachten. Seien Sie nicht übereifrig, indem sie die Person dazu auffordern, sie solle ihre Schläuche entfernen oder aufstehen und umhergehen. Damit würden Sie eine medizinische Tätigkeit ausüben. So etwas darf nur der Arzt entscheiden.

Nicht einmal ein geisterfüllter Arzt, der einem Kranken dient, kann einfach solch eine Anweisung geben. Nur der behandelnde Arzt darf für diesen Patienten Direktiven erteilen und über seine Behandlung entscheiden. Jeder zugelassene Arzt braucht die ausdrückliche Genehmigung der Krankenhausleitung, damit er in dieser Klinik praktizieren darf. Um in einem anderen Krankenhaus zu beraten oder zu behandeln, bedarf es immer einer ausdrücklichen Genehmigung. Auch wenn ein Arzt in einem Staat zugelassen ist, hat er nicht das Recht, seinen Beruf in einem anderen Staat auszuüben. So wie Ärzte nur innerhalb der Rechtsvorschriften Kranke heilen dürfen, so müssen auch wir als Diener der Heilungskraft Gottes uns an die vorgegebenen Richtlinien halten.

Gott ehrt ein treues und aufrichtiges Herz. Aber wir sollten nie vergessen, dass Gott uns auch einen gesunden Menschenverstand gegeben hat und uns befohlen hat, jederzeit dem Gesetz zu gehorchen. Wir müssen unsere Heilungstechniken auf die Personen beschränken, die von Gott geheilt werden *wollen*. Jesus heilte alle, *die zu ihm kamen*; aber er heilte nicht jeden, der in Israel lebte.

Dieses Buch ist eine Kombination von Hilfestellungen zahlreicher Ärzte, Informationen aus der *Doctors' Panels*-Serie, sowie von vielen Dingen, die wir einfach dadurch lernten, dass unser erster Versuch nicht funktionierte und wir dann etwas anderes ausprobierten. Es ist erstaunlich, wie viel wir durch beharrliches dranbleiben gelernt haben.

Charles als zertifizierter Wirtschaftsprüfer und ich als Druckereibesitzerin mussten immer dafür sorgen, dass alles funktionierte und lief. Diese Hartnäckigkeit brachten wir in den Heilungsdienst mit ein. Wir bleiben dran, bis wir herausfinden, wie Gott etwas getan haben will. Noch haben wir keine hundertprozentige Effektivität; aber das wird noch, weil Jesus es gesagt hat!

Wir haben eine Menge darüber gelernt, wie man Kranke heilt. So gut wir konnten, haben wir versucht, einige der erfolgreichen Methoden auf einfache Weise zu vermitteln. Trotzdem möchten wir Sie wieder daran erinnern, dass Gott souverän ist. Ungeachtet dessen, was Sie alles gelernt haben mögen, kann er es doch auf seine Art und Weise tun!

Immer dann, wenn wir meinen, wir hätten etwas wirklich im Griff, macht Gott es wieder auf eine andere Weise. Aber egal wie er es tut, wir geben ihm immer alles Lob und alle Ehre dafür! Wir preisen Gott für all die Heilungen, die wir im Namen Jesu und durch die Kraft des Heiligen Geistes Gottes erreicht haben; egal, ob er es auf *unsere* Weise tut oder nicht!

Alle unsere Methoden und Vorschläge sind nicht narrensicher. Wenn sie es wären, dann wären wir Gott! Jesus heilte *alle*, die zu ihm kamen, und er sagte, dass wir die gleichen Dinge tun würden wie er. Also kommt der Tag, an dem die Gläubigen (also Sie und ich) *alle* heilen werden. Das Motto bei all unserer Lehre ist: „Wenn Charles und Frances das tun können, dann können Sie es auch!" Wir arbeiten auf den Tag hin, wo jede Person, die wir berühren, durch die Kraft Gottes, die durch uns wirkt, völlig geheilt wird.

Diese Vorschläge zur Heilung von Kranken haben bei uns und vielen anderen bemerkenswert gut funktioniert und wir wissen, dass sie auch bei Ihnen funktionieren werden. Sollten Sie jedoch einmal etwas vergessen, dann erinnern Sie sich einfach daran, dass bei Gott *alle* Dinge möglich sind, ob Sie sich nun an all die kleinen Details erinnern oder nicht (siehe Matthäus 19,26.)! Dieses Buch soll nur ein Leitfaden sein, kein Regelwerk. Ohne Zweifel werden wir noch bessere, effektivere Möglichkeiten des Heilungsdienstes entdecken, und Sie auch. Wir werden diese Veränderungen gerne annehmen und so unsere Effektivität im Heilungsdienst weiter steigern.

Bitte lernen Sie nichts auswendig, sondern stützen Sie sich lieber auf ein allgemeines Verständnis und vertrauen der Leitung des Heiligen Geistes. Dies sind nur Richtlinien. Was wir hier beschreiben ist das, was wir getan haben oder von Ärzten lernten, und weil Menschen dadurch geheilt wurden, geben wir es an Sie weiter.

Das *Handbuch für Heilung* ist eine Zusammenfassung. Hier finden Sie sozusagen das Wichtigste aus dem Buch *How We Heal the Sick*, dem gleichnamigen Video- und Audiomaterial und den Mitarbeiterschulungen vor unseren *Healing Explosions*.

Lassen Sie sich nicht entmutigen, wenn Sie alles ausprobieren und nichts zu klappen scheint. Paulus hat gesagt: „*... damit ihr ..., wenn ihr alles ausgerichtet habt, stehen bleiben könnt*" *(Epheser 6,13; Elberfelder Bibel)*. Denken Sie daran: Sie legten die Hände auf und dadurch gelangte die Kraft Gottes in die Kranken hinein. Geben Sie der „Penicillin-Kraft" des Heiligen Geistes Zeit, seine Wirkung zu entfalten.

Erst neulich kam ein Mann zu mir und sagte: „Vor 14 Jahren haben Sie für ein kleines Baby gebetet, das keine Schädeldecke hatte. Die seitlichen Teile des Schädels waren vorhanden; aber die Schädeldecke fehlte. Dort war nur weiches Gewebe. Zum Schutz trug das Baby eine Art Helm." Ja, ich konnte mich erinnern, dass wir für dieses Baby gebetet hatten. Als ich ihm die Hände auflegte, konnte ich nichts „sehen", und danach hörten wir von den Eltern nichts mehr. Nur zu gerne hätte ich ein sofortiges Wunder erlebt, wo sich die Schädeldecke sofort gebildet hätte. Aber Gott wollte es anders machen. Nachdem ich alles getan hatte, was ich wusste, stand ich fest!

Während ich mich also an diese Situation erinnerte, berichtete der Mann: Zwei Monate nach dem Auflegen meiner Hände auf diesen unvollständigen Kopf hatte das Baby einen perfekten Schädel. Heute, 14 Jahre später, ist es zu einem gesunden Teenager herangewachsen! Erinnern Sie sich, Sie werden Ihre Wunder nicht immer sehen, aber Gott zeichnet sie alle im Himmel auf. Halleluja!

Ich lernte das Laufen nicht, bis ich es versuchte.

Ich lernte das Sprechen nicht, bis ich es versuchte.

Ich lernte das Autofahren nicht, bis ich es versuchte.

Ich lernte das Maschinenschreiben nicht, bis ich es versuchte und dran blieb!

Und so habe ich auch nicht gleich beim ersten Versuch gelernt, Kranke zu heilen.

Ich habe noch nicht gelernt, *alle* Kranken zu heilen, aber ich übe mich darin, und ich werde mich weiter darin üben, bis hundert Prozent all derer, denen wir die Hände auflegen, total geheilt werden.

So viele kleine Kinder werden schon im Mutterleib vom Teufel selbst angegriffen. Sie leiden an Epilepsie, sie sind geistig behindert, blind oder taub, ihnen fehlen Glieder oder sie sind verkrüppelt. Es ist mein Herzenswunsch, dass ich diese Kinder durch die Macht Gottes total und vollständig geheilt ihren Eltern zurückgeben kann.

Bisher habe ich noch nicht viele Sofortheilungen bei solch geplagten Kindern erlebt, aber ich werde weiter üben und lernen, so viel ich nur kann. Wie lange? Solange, bis nicht nur wir, sondern auch Sie vollständige Heilungen erleben.

Jesus kam, um die Verlorenen zu suchen und zu retten, und eines seiner Werkzeuge dazu war Heilung. Er möchte, dass wir genau das Gleiche tun. Nichts kann einen Sünder schneller davon überzeugen, dass es Jesus wirklich gibt, als wenn er ein Wunder erlebt.

Zu einer unserer Heilungsschulen in Israel kam eine jüdische Familie, die ein Heilungswunder brauchte. Sie wollten nicht, dass wir den Namen Jesu gebrauchten. Schließlich erlaubten sie es doch, falls das Heilungsteam das Gefühl hätte, es ginge nicht anders. Bedingt durch einen Unfall litt der Mann an Rückenproblemen. Als das Heilungsteam ihm im Namen Jesu diente, wurde er vollständig geheilt.

Die Frau hatte von Lungenproblemen gesprochen. Als das Heilungsteam sie nun fragte, ob sie ihr die Hände auflegen dürften, erwiderte sie: „Als Sie die Beine meines Mannes herauswachsen ließen und sein Rücken geheilt wurde, kam aus Ihren Händen eine blaue Flamme quer durch den Raum in meine Lungen hinein. Ich bin geheilt!"

Anschließend sagte der Ehemann: „Wenn das Jesus ist, dann wollen wir ihn als unseren Messias annehmen!" An diesem Tag wurden sie beide errettet! Ein Wunder bewirkt mehr als tausend Worte!

Dass diese Frau sehen durfte, wie blaue Flammen durch den Raum in ihre Lungen hineinschossen, war ein souveränes Handeln Gottes und ein Zeichen für dieses jüdische Ehepaar. Wie viel auch immer wir über Krankenheilung lernen (und ja, wir sollten so viel wie möglich darüber lernen), so sollten wir doch niemals die Souveränität und Allmacht Gottes unterschätzen.

Er kann Wunder tun und heilen, wie immer er es will!

In unserem Dienst begeistert es uns zu erleben, wie Gläubige die Idee aufgreifen, dass Gott tatsächlich will, dass wir alle den Kranken die Hände auflegen. Sie begreifen, dass Jesus den Heiligen Geist sandte, so dass wir alle die gleiche Macht, Autorität und auch die Verantwortung haben, wie er die Kranken zu heilen. Jesus lebt in uns und tut sein Werk durch uns.

Sie und ich, wir leben in den aufregendsten Tagen, in denen ein Christ nur leben kann. Sie und ich, wir sehen das Wirken des Heiligen Geistes, wie es noch nicht einmal in den Tagen der Jünger zu sehen war.

Erst neulich predigten und dienten wir zum Thema „Der Heilige Geist und Feuer", als plötzlich der Pastor aufstand und sagte: „Ich drehe gleich durch!" Ich war schockiert. Was hatte ich nur gesagt? Er fuhr fort: „Ich höre den Wind des Geistes wehen! Es ist so ehrfurchtgebietend, ich habe Angst!" In dem Saal waren gut 750 Menschen, die alle sofort aufstanden und schrien: „Ich höre den Wind auch!"

Wir alle wollen auf eine höhere Ebene kommen, auf eine höhere „Ebene des Heiligen Geistes". Gott möchte, dass wir das glauben, was er über sich selbst aussagt. Gott möchte, dass wir glauben, dass er alles tun kann, und dass bei ihm absolut nichts unmöglich ist. Wir alle sagen es mit unserem Mund, wir alle bejahen es mit unserem Kopf: „Bei Gott ist nichts unmöglich." Aber es muss in unser Herz hineinrutschen. Wenn wir sagen: „Bei Gott ist nichts unmöglich", dann müssen wir es glauben mit unserem ganzen Verstand, von ganzem Herzen, mit Leib und Seele. Wir müssen glauben, dass Jesus alles durch uns tun kann.

Kopfwissen nützt nichts. Lippenbekenntnisse nützen nichts. Es muss so tief in Ihrem Herzen sein, dass Sie nie wieder Gott begrenzen. Es ist eine große Dummheit, Gott zu begrenzen, denn wenn Gott das Universum geschaffen hat, kann er alles tun. Er kann *alles, einfach alles*! Und er wird es für Sie tun, *durch Jesus* (Hebräer 1,2 und Kolosser 1,16), und durch Sie!

Denken Sie über diese Dinge nach

von Madeline Permutt, D.C.

„Ein fröhliches Herz fördert die Genesung, aber ein niedergeschlagener Geist dörrt das Gebein aus" (Sprüche 17,22). Wenn wir fröhlich sind, wenn wir Gott preisen, wenn wir uns bewegen, werden in unserem Körper Endorphine freigesetzt. Endorphine lindern Schmerz und sind für unser Körpergewebe heilsam (sie wirken also wie „Medizin"). Synthetisches Morphium ist eine Nachahmung der natürlichen Endorphine. Gott ist so gut! Amen!

Und natürlich trifft auch das Gegenteil zu: Wenn wir uns nicht freuen, wenn wir Gott nicht preisen, wenn wir unseren Körper nicht bewegen, werden keine Endorphine ausgeschüttet und wir erleben Krankheit und Schmerz (und *„ein niedergeschlagener Geist dörrt das Gebein aus"*).

Kapitel 2

Gott berühren

Von Charles

1969. Ich hatte mein Leben vollständig und bedingungslos Gott übergeben. Er nahm meinen Geist und meine Seele aus meinem Körper heraus, zog mich in den Weltraum, hielt mich in seinem herrlichen goldenen Licht– und dann brachte er mich in meinen irdischen Körper zurück. Die ganze Geschichte finden Sie in unseren Büchern *Follow Me* und *Born Again, What Do You Mean?*

Wie ich so meinen Geist ansah, der außerhalb meines Körpers war (das war noch bevor meine Seele in den Geist hineinging), sah mein Körper genauso aus wie ich – gleiche Größe, Form, und sogar das gleiche Gesicht. Der einzige Unterschied war, dass man durch diesen geistlichen Körper durchsehen konnte, als wäre er aus Nebel oder aus einer dünnen Wolke geschnitzt worden.

Als Gott die Bibel für mich lebendig machte, wurde mir klar: Wenn wir wiedergeboren und mit dem Heiligen Geist getauft sind, ist unser Geist mit Gottes Heiligem Geist erfüllt. Ich begriff, dass mein Geist, dass ich wirklich und wahrhaftig vollgefüllt war mit dem Geist Gottes. Ich verstand auch: Als Jesus in mein Leben kam, lebte er in mir und erfüllte meinen Geist und meine Seele mit seinem Geist. Paulus sprach von *„Christus in euch, die Hoffnung der Herrlichkeit"* (Kolosser 1,27). Wenn der Geist Christi nicht in Ihnen ist, sind Sie kein Christ (siehe Römer 8,9).

Ich liebe es, wie Jesus das ausgedrückt hat. Meine Lieblingsversion steht in der The-Living-Bible-Übersetzung:

Mein Gebet für sie alle ist, dass sie eines Herzens und einer Gesinnung sind, genauso wie du und ich, Vater – dass gerade so, wie du in mir bist und ich in dir bin, sie in uns sein

werden, und die Welt wird glauben, dass du mich gesandt
hast (Johannes 17,21; aus dem Englischen übersetzt)

Wenn ich Ihren Finger berühre, dann berühre ich Gott und Jesus.
Wenn ich Ihren Scheitel oder Ihre Fußsohlen berühre, dann berühre ich Gott und Jesus in Ihnen.

Weil ich das weiß, ist mir auch bewusst, dass es die Kraft des
Heiligen Geistes in mir ist, welche die Kranken heilt und die Gefangenen befreit. Jesus sagte: *„denn ich habe gespürt, dass Kraft*
von mir ausgegangen ist" (Lukas 8,46; Elberfelder Bibel). Das ist
die Kraft, die die Kranken heilt.

Wenn ich mit Infektion im Körper zum Arzt gehe, sagt er
wahrscheinlich nach der Diagnose zu seiner Assistentin: „Geben
Sie ihm zwei Milliliter Penicillin, das wird die Krankheitserreger
abtöten." Nehmen wir mal an, die Assistentin würde mit dem
Penicillin und der Spritze zurückkommen und sagen: „Herr Doktor, aber wie soll ich das aus der Flasche heraus in seinen Körper
bringen?" Und nehmen wir weiter an, der Arzt würde antworten:
„Keine Ahnung!"

Würde das Penicillin dann meine Krankheit heilen? Natürlich
nicht! Wenn unser Geist voll und ganz mit Gottes Heiligem Geist
erfüllt ist, müssen wir dennoch wissen, wie wir dieses „Penicillin"
des Heiligen Geistes in den Körper der Kranken befördern, um sie
zu heilen. Es ist die Kraft des Heiligen Geistes, die heilt, und für
Heilung gibt es ein ganz einfaches Prinzip: Die Kraft von Gottes
Heiligem Geist in unserem Geist muss in den Körper des Kranken
übermittelt werden.

Schauen wir uns doch einmal an, wie ein Arzt „Kranke heilt".
Nehmen wir an, wir hätten uns irgendeinen Krankheitserreger
eingefangen und daraufhin einen Arzttermin gemacht. Der Arzt
untersucht uns und teilt dann seine Diagnose mit.

Anschließend verschreibt er eine Packung Penicillin oder ein
anderes Medikament und sagt: „Damit sollten sie in zwei, drei
Tagen wieder fit sein."

Sie gehen nach Hause, und was geschieht? Nach zwei oder drei
Tagen geht es Ihnen wieder gut. Hat der Arzt Sie geheilt? Nein, er
setzte sein Fachwissen, sein Können und seinen Verstand ein und
fand heraus, was nicht in Ordnung war. Daraufhin verschrieb er

die passenden Medikamente. Hat dann vielleicht die Arzthelferin Sie geheilt, die Ihnen die Medizin injizierte? Nein.

Was hat Sie dann geheilt? Das Penicillin – oder was auch immer der Arzt Ihnen verordnet hat.

Göttliche Heilung funktioniert im Prinzip ähnlich. Die Kraft wird injiziert, indem man dem Kranken die Hände zur Heilung auflegt, aber es ist der Geber der Kraft, dem alle Ehre gebührt.

Wenn wir die Taufe „mit dem" Heiligen Geist oder „im" Heiligen Geist empfangen, haben wir die wirksamste Heilungskraft des Universums in uns. Wir sind ausgestattet mit der Kraft des Heiligen Geistes des allmächtigen Gottes (siehe Lukas 24,49)! Welche Ehre! Welch ein Vorrecht! Welch eine Verantwortung! Wenn diese göttliche Kraft in einen kranken Körper hineinfließt, bewirkt diese Kraft die Heilung. Wir geben immer Gott und Jesus Christus die Ehre dafür. Wann immer Sie jemanden heilen, tun sie es im Namen Jesu.

Sie sind ein „Lichtschalter"

Haben Sie jemals einen Lichtschalter ein- oder ausgeschaltet? Dann sind Sie auch clever genug, um Kranke zu heilen!

Irgendwo in ihrer Region steht in einem Kraftwerk ein Generator, der Elektrizität produziert. Ein Draht bringt diese Elektrizität, diese Kraft, vom Kraftwerk in Ihr Haus und bis zu Ihrer Lampe. Die Energie, die vom Kraftwerk zur Lampe fließt, lässt das Leuchtmittel erstrahlen. Wenn dies geschieht, sagen wir: „Das Licht ist an."

Zwischen dem Kraftwerk und der Lampe sitzt ein Schalter, ein Unterbrecher. Dieser Schalter ist so konstruiert, dass er den Energiefluss, die Kraft, auf dem Weg von der Quelle zu ihrem Ziel in der Glühbirne unterbrechen kann. Schalten sie ihn ein, verbinden sich die beiden Enden der Drähte und der Strom kann hindurch fließen. Wird der Schalter ausgeschaltet, trennt das die Drähte und die Energie kann nicht weiter fließen, da zwischen der Kraftquelle und dem Leuchtmittel eine Lücke klafft.

Gleicherweise ist der Heilige Geist in Ihnen das Kraftwerk, oder der Generator – die Quelle der Kraft. Ihre Hände sind der Lichtschalter, und die Person, die Heilung braucht, ist die Lampe.

Nun liegt es komplett an Ihnen, ob Sie den Lichtschalter ein- oder ausschalten. Es ist Ihre ureigene Entscheidung, ob Sie einem Kranken die Hände auflegen oder nicht. Tatsächlich ist die einzige Wahl, die Sie haben, ob Sie dem Befehl Jesu gehorchen oder nicht.

Gottes Kraft wird die Heilung bewirken, genauso wie der elektrische Strom die Lampe erleuchten wird. Wenn Sie möchten, dass ein dunkler Raum hell wird, können Sie den Lichtschalter betätigen. Wenn Sie den Schalter nicht drücken, bleibt es dunkel. Wenn Sie eine Gelegenheit haben, jemandem mit Heilung zu dienen, treffen Sie die gleiche Art von Entscheidung. Sie können dieser Person die Hände auflegen und sehen, dass sie gesund wird, oder Sie können diesen Menschen krank zurücklassen.

Wenn Sie Ihren „Generator" noch nicht erhalten haben, dann tun Sie es jetzt. Bitten Sie Jesus, Sie mit dem Heiligen Geist zu taufen. Heben Sie Ihre Hände zu Gott empor und loben und preisen Sie ihn, aber nicht in einer Sprache, die Sie schon kennen. Beginnen Sie einfach, Laute der Liebe von sich zu geben. Der Heilige Geist kann diese Laute nehmen und Ihnen eine Sprache schenken, die aus einem gewöhnlichen Menschen eine außergewöhnliche Person macht! Lassen Sie Ihren Geist sich erheben, während er zum allerersten Mal zu Gott spricht (siehe 1. Korinther 14,2).

Seien Sie ein Lichtschalter für Jesus, aber stellen Sie sicher, dass Sie für ihn „eingeschaltet" sind. Jesus sagte: *„Ihr seid das Licht der Welt"* *(Matthäus 5,14)*. Eingeschaltet zu sein gehört dazu, um das Licht der Welt zu sein.

Wie war Jesus das Licht für die Welt? Wie hat er den Weg erleuchtet, dass die Verlorenen ihn finden konnten? Ein Aspekt war, dass er den Kranken die Hände auflegte und sie heilte. Diese Aufgabe, die es auf Erden zu tun gilt, hat er uns übertragen. Er gab uns die Fähigkeit zu heilen, diese dynamische Kraft, damit wir sein ganzes Werk effektiv weiterführen können, während wir auf der Erde sind.

In dem Buch *How to Heal the Sick* finden Sie Erklärungen, wie Sie diese Kraft weitergeben können: durch Händeauflegen, Befehlen, Glauben ausüben, Dämonen austreiben, sowie andere Mittel und Wege, wie Jesus und die Jünger Kranke geheilt haben.

Jesus sagte, dass Sie auf die Kranken ihre Hände legen und sie heilen sollen (Markus 16,18). In manchen Bibelübersetzungen heißt es hier: „*... sie werden gesund*" oder „*... sie werden sich wohl befinden*".

Wie damals in der urchristlichen Gemeinde Petrus, Jakobus, Johannes, Paulus und andere, sehen und erleben auch heute Zehntausende von Gläubigen Tag für Tag Wunder. Durch unser Buch sowie das Video- und Audiomaterial haben sie gelernt, wie man im Namen Jesu die Kraft des Heiligen Geistes Gottes weitergibt.

Heilung: ein Lebensstil

Heilung ist einfach, leicht und unkompliziert, denn alles geschieht durch die Kraft Gottes im Namen Jesu! Für Jesus und die ersten Jünger war Heilung ein Lebensstil, und für jeden wiedergeborenen, geisterfüllten Christen auf Erden sollte dies auch heute ganz genauso der Fall sein.

Nach der Zeit, als die ersten Jünger auf der Erde lebten, hatten nur noch wenige Menschen die Gabe des sogenannten Heilungsdienstes oder Gaben der Heilung. Die meisten von ihnen waren geistliche Leiter. In den letzten Jahrzehnten jedoch haben gewöhnliche Christen entdeckt, dass auch sie das tun können, was Jesus uns allen zu tun aufgetragen hat.

Es besteht ein großer Unterschied zwischen den Gaben der Heilung und einfach den Geboten, die Jesus uns gegeben hat, gehorsam zu sein. Es gibt immer noch eine Reihe von Christen mit Heilungsgaben, aber alle Christen stehen in der Verantwortung, Jesus in allem gehorsam zu sein. In Markus 16,18 sagte Jesus, die Gläubigen würden „*Kranken ... die Hände auflegen, und sie werden sich wohl befinden*". Jesus sprach hier über einen Lebensstil – nicht über eine besondere Gabe, sondern über ein ganz normales Wunderzeichen, das allen Gläubigen folgen würde, wenn sie über die wunderwirkende Kraft Jesu sprechen. Dies würde eine Bestätigung dafür sein, dass sie wirklich die Wahrheit sagen.

Heilung ist kein Selbstzweck, sondern ein von Gott gegebenes Werkzeug, welches wir wie Jesus und die ersten Jünger einsetzen sollen. Dadurch werden Menschen an Jesus Christus als ihren Retter und Herrn glauben und von neuem geboren werden. Wir Christen brauchen dieses Werkzeug, es ist von entscheidender Wichtigkeit für uns. Aber noch mehr: Es ist wahrscheinlich das beste Hilfsmittel, das Gott uns zum Evangelisieren gegeben hat. Wenn jemand Heilung durch die Kraft Gottes erlebt, wird es für ihn ziemlich schwierig sein, *nicht* an Jesus als seinen Erretter zu glauben!

So versessen wir auch darauf waren, alles über Krankenheilung zu lernen, haben wir dennoch nie aus den Augen verloren, wozu Heilung dient:

> *Noch viele andere Zeichen, die in diesem Buch nicht aufgeschrieben sind, hat Jesus vor den Augen seiner Jünger getan. Diese aber sind aufgeschrieben, damit ihr glaubt, dass Jesus der Messias ist, der Sohn Gottes, und damit ihr durch den Glauben das Leben habt in seinem Namen(Johannes 20,30-31; Einheitsübersetzung)*

Jesus legte Kranken die Hände auf, und sie wurden gesund.

Jesus befahl dem Fieber zu gehen, und es gehorchte.

Jesus sprach zu Krankheiten und bösen Geistern, und sie gingen.

Aber, und das ist wirklich seltsam: Jesus „betete" nie für die Kranken. Er heilte sie! Auch Paulus „heilte" die Kranken (siehe Apostelgeschichte 28,8). Als wir das erkannten, ging in unserem Herzen ein Licht an, und dieser Schlüssel öffnete uns eine Tür der Heilung.

Kapitel 3

Fallen unter der Kraft

Von Charles

Wir haben es zehntausendmal erlebt, ja hunderttausendmal, dass wir Menschen die Hände auflegten und der Heilige Geist sie von Krankheit und Verletzungen, von Depression und falschen Haltungen, von Gewohnheiten, von Missbrauch und anderen Nöten oder tief in ihrem Geist heilte, wenn sie unter der Kraft Gottes fielen. Oft nennt man das auch „Ruhen im Geist" oder „unter der Kraft fallen".

Paulus passierte dies auf dem Weg nach Damaskus, als Jesus ihm erschien. Es geschah bei den Soldaten und Judas, als sie Jesus gefangen nehmen wollten. Johannes erlebte es auf Patmos (darüber lesen wir in der Offenbarung), ebenso wie viele andere Menschen in der Bibel.

Wir glauben, dass die Kraft des Heiligen Geistes, die dieses Phänomen hervorbringt, die gleiche Kraft ist, die die Kranken heilt. Gottes Kraft heilt auch die tiefsten Verletzungen unserer Seele, viel besser, als alle Seelsorge und Lebensberatung und Psychotherapie der ganzen Welt es könnte. Darum legen wir auch Menschen die Hände auf, die schon vollständig geheilt sind. Wir möchten, dass der Heilige Geist ihnen nicht nur körperliche Heilung schenkt, sondern auch ihren inneren Nöten und Bedürfnisse dient.

Wir haben das so erlebt: Frances hatte größte Bedenken bezüglich der Taufe mit dem Heiligen Geist. Bei einer Veranstaltung mit Kathryn Kuhlmann rief diese Frances nach vorne und legte ihr die Hände auf, damit sie unter die Kraft kam! Gott wusste, was sie und ich brauchten. Als Frances wieder vom Boden aufstand, hatte sie nicht das Geringste mehr gegen die Taufe mit dem Heiligen Geist einzuwenden. Kurz darauf empfingen wir beide diese Taufe. Gott hatte unser Bedürfnis erfüllt.

Nachdem Sie also jemandem in Heilung gedient haben, legen Sie einfach Ihre Hände auf die Stirn oder auf die Schläfen der Person und sagen: „Jesus, segne ihn, segne sie!" Achten Sie aber darauf, dass in diesem Moment jemand zum Auffangen hinter dieser Person steht, wenn Sie es der Kraft Gottes ermöglichen, diesen Menschen zu berühren und ihm wohl zu tun. Fällt die Person jedoch nicht unter der Kraft, machen Sie sich deswegen keine Sorgen.

Ruht jemand unter der Kraft Gottes, berühren Sie diesen Menschen bitte nicht und sprechen Sie ihn nicht an. Gott tut sein Werk an ihm und dazu benötigt er ihre Hilfe nicht.

Kapitel 4

Die Gaben des Geistes

Von Charles

Jesus sagte, dass *alle* Gläubigen den Kranken Hände auflegen würden, und diesen würde es gut gehen. Er sagte, dass *alle* Gläubigen Dämonen austreiben, in Sprachen reden und die alte Schlange, den Teufel, mit all seinem Gift im Griff haben würden. Er sagte, dass *alle* Gläubigen den Kranken Heilung zuteilwerden lassen würden.

Wenn sie Jesus gehorsam sind, werden *alle* Gläubigen die oben genannten Dinge in ihrem täglichen Wandel mit Gott und Jesus tun. Andererseits sagte Paulus etwas sehr Erfreuliches über die Gaben des Geistes:

Über die Geisteswirkungen aber, ihr Brüder, will ich euch nicht in Unwissenheit lassen. ... Es bestehen aber Unterschiede in den Gnadengaben, doch es ist derselbe Geist; auch gibt es unterschiedliche Dienste, doch es ist derselbe Herr; und auch die Kraftwirkungen sind unterschiedlich, doch es ist derselbe Gott, der alles in allen wirkt. Jedem wird aber das offensichtliche Wirken des Geistes zum [allgemeinen] Nutzen verliehen. Dem einen nämlich wird durch den Geist ein Wort der Weisheit gegeben, einem anderen aber ein Wort der Erkenntnis gemäß demselben Geist; einem anderen Glauben in demselben Geist; einem anderen Gnadengaben der Heilungen in demselben Geist; einem anderen Wirkungen von Wunderkräften, einem anderen Weissagung, einem anderen Geister zu unterscheiden, einem anderen verschiedene Arten von Sprachen, einem anderen die Auslegung der Sprachen. Dies alles aber wirkt ein und derselbe Geist, der jedem persönlich zuteilt, wie er will (1. Korinther 12,1 + 4-11)

Wir alle sollen Kranken die Hände auflegen, wie Jesus es gesagt hat. Aber wir sind nicht unbedingt alle dazu befähigt, in den Gaben des Geistes zu dienen. Heilungsgaben sind etwas ganz anderes als Kranken die Hände aufzulegen. Heilungsgaben sind eine übernatürliche Erweisung der Kraft Gottes, die sich in der Regel in Gottesdiensten mit einem großen Publikum zeigt. Sie treten nicht immer in Erscheinung, wenn man Einzelpersonen die Hände auflegt, aber es kann auch in solchen Situationen geschehen.

Neulich war ein Junge in einem unserer Gottesdienste, der die ganze Zeit schlief. Er war zu 95 % taub und konnte nichts von all dem hören, was gesagt wurde. Seine Mutter hatte ihn mitgebracht, damit man ihm am Ende des Gottesdienstes die Hände auflegen sollte. Doch in diesem Gottesdienst war eine übernatürliche Heilungsgabe präsent. Plötzlich erwachte der Junge, stand auf, hielt sich die Ohren zu und sagte: „Mama, ich will raus. Es ist so laut! Die Ohren tun mir weh!"

Ohne dass ein Mensch ihm gedient hätte, wurde er durch die Kraft Gottes übernatürlich geheilt. Nach dem Gottesdienst prüfte ich sein Gehör. Ich stand eineinhalb Meter hinter ihm und er konnte jedes Wort hören, das ich ihm zuflüsterte! Wie bereits gesagt, wirkt diese Gabe nicht immer, aber sie ist ein Wunderzeichen und ein Indikator dafür, dass Gottes Gegenwart in einem Gottesdienst am Wirken ist.

Auf zwei der aufgezählten Gaben möchten wir noch etwas näher eingehen. Sie beide können von unschätzbarem Wert sein, wenn wir Kranke heilen. Doch in der Hand eines unreifen Christen können sie auch zu einem gefährlichen Werkzeug werden. Es geht um das Wort der Weisheit und das Wort der Erkenntnis.

Unsere Tochter Joan dient mächtig in diesen Gaben. Sie ist auf diesem Gebiet zu großer Reife gelangt, indem sie ihren Geist öffnete, um die Stimme Gottes zu hören. So gut wie alle diese Gaben sind eigentlich nur das Ergebnis davon, dass man auf Gott hört und das Gehörte weitersagt. Wenn sie richtig angewendet werden, haben sie große Kraft. Auch hier gilt: Nicht *alle* haben diese Gaben. Paulus sagt, *„dem einen"* sei diese Gabe gegeben und *„einem anderen"* eine andere Gabe. Also werden wir nicht alle in diesen Gaben wirken.

Wandeln wir im Geist und nicht im Fleisch, können wunderbare Dinge geschehen. Aber wenn wir im Fleisch vorgehen, können wir großen Schaden anrichten! Unreife Christen neigen dazu, gemäß ihren eigenen Vorstellungen und Wünschen zu denken, was geschehen soll, statt darauf zu achten, was Gott tatsächlich sagt. Dadurch stellen sie sich vor die Pläne Gottes. Manchmal suchen wir nicht einmal nach dem, was wir wirklich möchten, dass es geschieht, sondern nach etwas, dass uns selbst Lob und Ehre bringt.

In ihrem Bestreben, Worte der Erkenntnis weiterzugeben, haben wir unreife Christen sagen hören: „Gott hat mir gerade gezeigt, dass du Krebs hast und bald stirbst." Die Person, die solch ein Wort erhält, wird in totale Panik versetzt bei dem Gedanken, Krebs zu haben.

Unreife, unbedachte, selbstsüchtige Menschen können viel Kummer und Unheil anrichten in ihrem Versuch, die Gaben des Geistes anzuwenden, auch wenn sie es noch so aufrichtig meinen.

Eine Frau verliebte sich neulich in einen Sänger von einer Gruppe, die mit uns unterwegs war. Sie erzählte ihm diese interessante Geschichte: „Ich sehe, dass über dir ein Todesgeist schwebt. Gott hat mir gesagt, dass es nur eine Möglichkeit gibt, ihn loszuwerden: Lass dich von deiner Frau scheiden und heirate mich!"

Wir wissen, dass dies ein Einzelfall ist, doch anderen widerfährt so etwas häufiger. Der junge Mann erschrak und fragte uns, ob wir vielleicht einen Geist des Todes über ihm sehen konnten. Wir versicherten ihm, wir sähen keinen, und sagten ihm, er solle das Gehörte vergessen.

Von Frances

Das Wort der Erkenntnis ist im Heilungsdienst von unschätzbarem Wert. Oft sagen die Menschen nämlich nicht oder wissen auch nicht, was mit ihnen tatsächlich nicht stimmt. Vor vielen Jahren kam eine Frau zu unserem Gottesdienst. Sie hatte seit Jahren nicht mehr gesprochen. Bis vor zwanzig Jahren führte sie ein ganz normales Leben. Ich fragte sie, ob sie vielleicht irgendeine Krankheit gehabt hätte, hohes Fieber oder irgendein anderes körperliches Problem. Wie wir so dastanden, sagte Gott zu mir: „Vor zwanzig Jahren sah sie, wie ihr Mann einen anderen Mann ermordete. Sie wollte nicht gegen ihn aussagen und verlor so die Fähigkeit zu sprechen."

Diese Situation erforderte nicht nur ein Wort der Erkenntnis, sondern auch ein Wort der Weisheit. Ich sagte nicht einfach: „Gott hat mir gerade gesagt, du hast gesehen, wie dein Mann einen anderen Mann umgebracht hat. Das ist dein Problem!" Das wäre Dummheit gewesen.

Nach dem Gottesdienst sprach ich mit dem Pastor und fragte ihn so nebenbei, ob er irgendetwas über die Geschichte dieser Frau wüsste. Er sagte: „O ja! Vor Jahren stand ihr Mann wegen Mordes vor Gericht, und damals wurde sie stumm!" Ich teilte dem Pastor jetzt nicht mit, was Gott mir gesagt hatte, aber er hatte mir bestätigt, was ich gehört hatte. Die Frau war noch da, so ging ich zu ihr hin, legte ihr die Hände auf und bat Gott, alles aus ihrem Verstand zu entfernen, was nicht dort hineingehörte. Augenblicklich kehrte ihre Sprache zurück.

Dieses Wort der Erkenntnis war mir ganz persönlich gegeben worden. Ich hatte es nicht bekommen, um es dann gleich auszuposaunen. Gott schenkte mir zusätzlich noch Weisheit, sodass ich wusste, wie ich dieses Wort der Erkenntnis einsetzen konnte.

Wenn Sie mit anderen Menschen zu tun haben, ist das Wort der Erkenntnis praktisch jederzeit von unschätzbarem Wert. Doch am besten üben Sie in Ihrer Gemeinde unter der Leitung Ihres Pastors oder Hauskreisleiters, der Sie und Ihre geistliche Reife kennt. So können Sie sich korrigieren lassen, wenn nötig. Das hilft Ihnen, auf diesem Gebiet reif zu werden. Wenn Sie solch ein Wort der Erkenntnis empfangen, wie ich es tat, fragen Sie

Gott, was Sie damit anfangen sollen. Und zuallererst vergewissern Sie sich, dass dieses Wort wirklich von Gott kommt.

Vor Jahren, ich war noch nicht lange errettet, diente ich in einer Gemeinde in Sarasota, Florida. Es war keine Pfingstgemeinde. Ich hatte keine Ahnung von den Gaben des Geistes, vom Zungenreden oder irgendetwas in der Richtung. Ich stand neben dem Altar und betete für Menschen. Da kam ein Mann zu mir und sagte: „Sie haben die Gabe der Heilung; warum gebrauchen Sie sie nicht?"

Ich erwiderte kein Wort, denn ich hatte keine Ahnung, wovon er sprach. Der Mann drehte sich einfach um und ging zur Tür hinaus. Ich habe mich oft gefragt, ob das vielleicht ein Engel war. Aber jahrelang erzählte ich niemandem davon und ich ging dieser Aussage in keiner Weise nach, sondern tat einfach auch weiterhin, was ich bis dahin getan hatte. Offensichtlich war dieses Wort der Erkenntnis echt, denn es ist wahr geworden. Dabei spielt es keine Rolle, ob es durch einen Menschen oder durch einen Engel kam.

Viele gute Christen sind in die Irre gegangen, weil sie im Fleisch gegebene Prophetien als von Gott kommend angenommen haben. Wir sollen viel mehr dem Heiligen Geist folgen als einer Prophetie. Wenn jemand über uns prophezeit, legen wir es beiseite, bis es sich bewahrheitet. Dann wissen wir, dass diese Person ein echter Prophet ist. Aber wir laufen nie einer Prophetie hinterher in dem Versuch, sie zu verwirklichen. Wenn sie von Gott ist, wird sie eintreffen; wenn nicht, dann eben nicht. So einfach ist das.

Seien Sie nicht übereifrig und ruinieren dadurch vielleicht mit fleischlichen Worten der Erkenntnis oder Prophetie das Leben eines anderen Menschen. Trachten Sie danach, in den Gaben des Geistes zu dienen, aber nur im geschützten Rahmen (zum Beispiel in Ihrer Gemeinde oder im Hauskreis), bist Sie reif genug sind und auch in öffentlichen Veranstaltungen dienen können. Die Gaben oder Fähigkeiten des Heiligen Geistes sind dazu da, dass Sie das vollbringen können, was Gott für Sie in dem Moment vorbereitet hat. Diese Gaben werden nicht allen gegeben, aber alle Gläubigen sollen mit Heilung dienen.

Diejenigen, die in den verschiedenen Fähigkeiten oder Gaben des Heiligen Geistes dienen, sollten reife, erfahrene und geisterfüllte Christen sein. Sie sollten Gott und Jesus Christus von ganzem Herzen lieben, ihre eigenen Wünsche den Wünschen Gottes unterordnen und viel Zeit damit verbringen, über das Wort Gottes nachzudenken.

Wäre ich ein Baby-Christ, würde ich viele Stunden über dem Wort Gottes brüten. Nicht um Offenbarungserkenntnis zu suchen, sondern um Gott und Jesus besser kennenzulernen und ihnen mehr und mehr zu gefallen. Ich würde meiner vierjährigen Enkeltochter doch nicht zutrauen, Auto zu fahren. Aber während sie heranwächst, wird sie irgendwann auch Autofahren lernen können. Bis dahin werden wir ihr immer das beibringen, was ihrem Alter angemessen ist. Das Gleiche gilt für junge Christen.

Es gibt ein altes Sprichwort, aber es ist wirklich gut: „Versuch nicht zu rennen, bevor du nicht gehen kannst." Kleine Kinder tun genau das, und sie stürzen schnell und schlagen sich das Knie auf! Nehmen Sie alle Gaben Gottes und gebrauchen Sie sie entsprechend Ihrer Fähigkeit und Reife. Gott wird Ihnen jede Menge Möglichkeiten geben, sie einzusetzen. So werden Sie vollbringen, wozu er Sie berufen hat.

Und liebe Pastoren: Es ist besser, einen kleinen Flächenbrand zu haben als gar kein Feuer, denn es ist einfacher, einen Flächenbrand zu löschen als tote Asche zum Brennen zu bringen.

Kapitel 5

Das „Nacken-Ding"

Von Charles

Zu Beginn unseres Dienstes beschlossen wir: Da Gott alles einfach gemacht hat, sollten wir es auch so halten. Deshalb haben wir alles, was wir in Bezug auf Heilung machen, auf eine simple Weise ausgedrückt; einfach zu verstehen und leicht zu merken.

Manchmal ist es schwierig sich zu erinnern, wo man zum ersten Mal einen Einblick von Gott über eine bestimmte Heilungsmethode bekam. So ging es uns mit dem sogenannten „Nackending" (Gebet für Heilung im Nackenbereich; Anm.d.Übers.). Wir mussten uns ganz bewusst zurückerinnern, wo es anfing und warum wir begannen das zu tun, was wir jetzt tun.

Wir hatten einen Gast zu Hause, der an Schmerzen in einer Zehe litt. Ich ließ seine Arme und Beine „herauswachsen", aber der Schmerz war immer noch da. Dann fragte ich ihn, was sein Arzt zur Ursache dieses Schmerzes gesagt habe. Wir glauben, dass Ärzte etwas von ihrem Fach verstehen. Sollten Sie nicht durch die Kraft Gottes geheilt werden, dann ist es richtig, einen Arzt hinzuziehen, um der Sache auf den Grund zu gehen. Wenn wir die Ursache kennen, wissen wir auch, wo und wie wir Gottes Heilungskraft einsetzen können, und dann ist übernatürliche Heilung einfach.

Unser Gast war schon beim Chiropraktiker gewesen. Dieser hatte in der Lendenwirbelsäule eine abgenutzte Bandscheibe diagnostiziert und ihm den Nacken eingerenkt. Die Schmerzen waren verschwunden, später aber wiedergekehrt.

Ich umfasste seinen Nacken mit beiden Händen, wobei ich meine Finger auf seine Halswirbelsäule legte. *„… denen, die da glauben: … auf Kranke werden sie die Hände legen (Markus 16,18: Luther Bibel).* Zu diesem Zeitpunkt war mir nicht bewusst, wo der

Rest meiner Hände lag. Später stellte ich fest, dass die Handflächen auf den Halsschlagadern auf beiden Seiten des Nackens lagen, durch die das Blut in das Gehirn gepumpt wird. Somit fließt die Kraft Gottes auch in jeden Teil des Gehirns, der vielleicht Hilfe braucht. Die Handflächen liegen dabei auch auf den Nerven, die vom Gehirn abwärts in den Vorderkörper führen.

In dieser Haltung befinden sich die Daumen automatisch auf dem Kiefergelenk, das ebenfalls Beschwerden bescheren kann. Somit liegen Ihre Hände (die Daumen) auf dem stärksten Muskel Ihres Körpers. Ist das Zufall, dass Gott unsere Hände so geschaffen hat? Wenn wir es richtig machen, legen wir die Hände auf drei lebenswichtige Körperteile gleichzeitig! Oder hat Gott das vielleicht von Anfang an so geplant, haben wir also in diesem Anfangsstadium der übernatürlichen Krankenheilung nur entdeckt, was er immer schon wusste?

Ich legte unserem Gast also sanft die Hände auf, wie ich es eben beschrieben habe. Dann bat ich ihn, seinen Kopf langsam nach links und dann nach rechts zu drehen und anschließend nach hinten und nach vorn zu neigen. Während ich tat, was wir später das „Nackending" nannten, befahl ich allen Muskeln, Bändern, Sehnen und Wirbeln, an ihren Platz zu gehen. Dann befahl ich der abgenutzten Bandscheibe im Namen Jesu, geheilt zu sein.

Daraufhin drehte der Mann seinen Kopf hin und her und rief: „Die Schmerzen sind weg!"

Wir machten das so vier Jahre lang. Dabei entdeckten wir, dass es auch bei Kopfschmerzen fantastisch funktionierte. Irgendwann erklärte uns Doktor Roy J. LeRoy, ein bekannter Chiropraktiker, was wir tatsächlich da machten und warum wir damit so großen Erfolg hatten.

Nicht nur in unserem eigenen Dienst erlebten wir durch „das Nackending" viele außerordentliche Heilungen. Auch die Zehntausende oder Hunderttausende, die wir über diese natürlich-übernatürliche Form der Anwendung von Gottes Heilungskraft lehrten, machten die gleichen Erfahrungen.

Durch diese Art, Gottes heilende Kraft einzusetzen, wurden Nackenprobleme, Kopfschmerzen, Nerventaubheit, Arthritis im Nacken, Wirbelbrüche, abgenutzte Bandscheiben, Bandscheiben-

vorfälle und sogar Genickbrüche sowie Störungen des Kieferge-
lenks zu fast hundert Prozent geheilt.

Sie werden entdecken, dass ein großer Teil von gesundheitli-
chen Problemen durch folgende grundlegende Heilungsanwen-
dungen geheilt werden: das „Gesamte Ding", das Herauswachsen
lassen von Armen und Beinen, dem "Nackending" und dem "Beckending". Das beeinflusst nicht nur die Wirbelsäule und den Be-
wegungsapparat, sondern auch innere Teile des Körpers, weil die
Nerven dafür sorgen, dass die Muskeln richtig funktionieren.

Kapitel 6

Das „Becken-Ding"

Von Frances

Wenn Sie sensibel sind für den Heiligen Geist und ihm folgen, wenn er sich bewegt, wird Gott Ihnen neue „witzige Einfälle" und Ideen geben, die Ihr Wissen und Können weit übersteigen!

Bei einem Gottesdienst in Jacksonville, Florida, kam ein Mann nach vorne, der sogenannte „Entenfüße" hatte; sie waren stark nach außen gedreht. Ich hatte keine Ahnung, was ich beten sollte, außer seinen Füßen zu befehlen, sich anstatt nach außen nach innen in die gerade Position zu drehen. Plötzlich huschte mir wie ein Blitz ein Gedanke durch den Kopf und mir war klar: Gott hatte mir etwas gesagt. Mir schien, Gott wollte mir zeigen, dass es irgendwie mit seiner Wirbelsäule zusammenhing.

Wir hatten einen Chiropraktiker bei uns. Also fragte ich ihn, ob vielleicht ein Problem im Rücken als Ursache für die nach außen gekehrten Füße in Frage käme.

Er erwiderte: „Seine Beckenknochen sind nach außen gedreht, sie müssen wieder nach innen gedreht werden." Im Natürlichen wäre das in der Welt der Chiropraktik ausgesprochen schwierig, wenn nicht gar unmöglich. Aber im Königreich Gottes und in der übernatürlichen Welt ist das ganz einfach zu bewerkstelligen.

Ich legte meine Hand auf die Oberseite der Beckenknochen des Mannes und befahl der Hüfte, sich nach innen zu drehen, bis die Füße in der normalen Stellung wären. Wahrscheinlich war niemand überraschter als ich, als ich feststellte, dass die ganze Hüftgegend sich hin und her zu drehen begann.

Es war nicht ich, die das machte!

Auch er tat es nicht!

Das musste die Kraft Gottes sein!

Genauso plötzlich wie das Drehen begonnen hatte, endete es, und der Mann fiel unter der Kraft Gottes. Als er wieder aufstand, hatte er keine „Entenfüße" mehr. Seine Füße waren absolut gerade!

Einmal mehr hatte Gott uns eine natürlich-übernatürliche Tür geöffnet, und wir lernten in Sachen Heilung wieder etwas dazu.

Nun, wenn das Eindrehen der Beckenknochen durch die Kraft Gottes „Entenfüße" korrigieren konnte, dann musste es umgekehrt durch Drehung nach außen auch Leuten mit „Taubenfüße" helfen, deren Füße also nach innen gedreht waren! Wir probierten es aus, und es funktionierte. Seitdem haben wir viele Menschen gesehen, die von einwärts gestellten Füßen geheilt wurden!

Bei unseren *Doctors' Panels* diskutierten wir mit vielen Ärzten darüber, und sie alle waren einhellig der Meinung: Das könnte auch bei zahllosen anderen Krankheiten von unschätzbarem Wert sein. Weil bei diesem Vorgehen die ganze Beckenregion mit einbezogen ist, werden viele Frauenbeschwerden durch diese einfache Art der Handauflegung geheilt. Hunderte von Frauen erlebten Heilung von PMS (Prä-Menstruations-Syndrom) durch diese simple Handlung. Während die Hüfte sich dreht, befehlen wir den weiblichen Organen, ihren richtigen Platz einzunehmen.

Eine Vielzahl von Problemen in der Lendenwirbelsäule (also den untersten fünf Wirbeln) und dem Kreuzbein werden durch diese Methode geheilt. Befehlen Sie den Wirbeln, sich korrekt einzupassen. Wenn ein Kreuzbein versteift oder verrenkt ist, können Sie es mit dem „Beckending" in seine richtige Position zurückbringen.

Auch Prostataprobleme können geheilt werden, indem Sie der Prostata befehlen, wieder normal zu werden.

Bei Problemen mit dem Dickdarm befehlen Sie den Nerven, die den Dickdarm steuern, sich zu normalisieren.

Durch dieses einfache Vorgehen kann tatsächlich oft jedes Organ oder Körperteil zwischen Taille und Hüften geheilt werden.

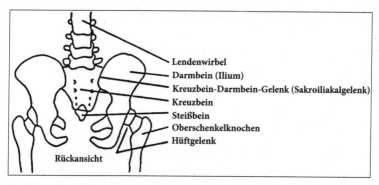

Lendenwirbel
Darmbein (Ilium)
Kreuzbein-Darmbein-Gelenk (Sakroiliakalgelenk)
Kreuzbein
Steißbein
Oberschenkelknochen
Hüftgelenk

Rückansicht

Das „Becken-Ding" (Beckenkorrektur): Das Kreuzbein-Darmbein-Gelenk
kann viele verschiedene Positionen einnehmen. Manchmal verdreht sich
der Knochen am Kreuzbein und lässt ein Bein kürzer erscheinen. Er kann
auch seine Position verlassen, dann sehen die Beine zwar gleich lang aus,
aber die Wirbelsäule ist immer noch verkrümmt (Skoliose). Das Kreuzbein
kann nach vorne kippen und ein Hohlkreuz verursachen oder aber es kippt
nach hinten, dann wird der Rücken „militärisch gerade". In all diesen Fällen
führen Sie das „Beckending" durch und befehlen dem Kreuzbein, sich in die
richtige Stellung zu bewegen.

Es schadet nichts, Abbildungen des menschlichen Körpers zu betrachten. So erfahren Sie, wo sich bestimmte Körperteile befinden.
Die Beckenknochen, auch Hüftknochen genannt, geben der Hüfte
und dem Gesäß Halt. Tasten Sie mit Ihren Händen seitlich unterhalb Ihrer Taille: Genau hier befindet sich die Oberseite der Beckenknochen und an dieser Stelle setzen Sie ihre Finger an.

Wenn Sie damit beginnen Befehle zu erteilen und dieser Körperteil Korrektur benötigt, dann wird sich das Becken in die eine
oder andere Richtung drehen. Ist jedoch alles in Ordnung, dann
geschieht nichts und es wird sich auch nichts bewegen.

Oft ist eine Seite der Hüfte höher als die andere. Dann befehlen
Sie der höheren Seite, sich nach unten und der niedrigeren Seite,
sich nach oben zu bewegen. Es ist fabelhaft, was die Kraft Gottes
tun kann und tun wird!

Unterschätzen Sie den Wert dieses einfachen Heilungsprozes-
ses nicht. Es ist geradezu unglaublich, was dabei geschieht!

Der Hexenschuss oder der Ischiasnerv

Kennen Sie das? Ein Schmerz schießt von oben nach unten durch Ihr Bein. Es fühlt sich an, als würde Ihr Bein unter ihnen einknicken. Dann waren Sie wahrscheinlich das Opfer von einem Hexenschuss, einer schmerzhaften Angelegenheit, die in der Regel durch einen eingeklemmten Nerv verursacht wird. Meistens ist eine einseitig abgenutzte Bandscheibe die Ursache. In solchen Fällen neigt sich die Wirbelsäule auf die Seite, wo die Bandscheibe zu dünn ist. Der Körper versucht die Schieflage auszugleichen und übt dadurch Druck auf den Ischiasnerv aus. Dies wiederum löst den Schmerz aus, der dann durch das Bein schießt. Normalerweise geschieht das nur auf einer Seite; es hängt davon ab, auf welcher Seite die Abnutzung vorliegt. Eine weitere Ursache kann auch eine Verspannung im Rücken sein, aber in der Regel liegt es an einem eingeklemmten Nerv.

Der sogenannte Hexenschuss ist eines der schmerzhaftesten Rückenprobleme, doch sehr leicht zu heilen. Es ist sehr einfach, den richtigen Punkt genau zu treffen, wenn man es erst einmal gelernt hat. Sie sollten genau wissen, wo Sie die zwei Finger anlegen müssen, denn diese Körpergegend ist dann äußerst berührungsempfindlich. Legen Sie also zwei Finger auf das Gelenk zwischen Darmbein und Kreuzbein (auf der schmerzenden Seite) und befehlen Sie im Namen Jesu dem Geist des Hexenschusses, herauszukommen. Lassen Sie dann die Person sich nach vorne beugen.

Wenn die Person das tut, nachdem Sie das Kreuzbeingelenk berührt haben, und dabei ihren Glauben aktiviert, wird in fast allen Fällen noch in derselben Minute der Druck nachlassen und die Person ist geheilt. In der Grafik auf Seite 45 können Sie genau sehen, wo sich das Kreuzbein-Darmbein-Gelenk befindet. Mit etwas Übung ist es sehr einfach, genau den Punkt zu finden, wo Sie auf der einen oder anderen Seite ihre Finger ansetzen können. Wenn Sie sich vorstellen können, dass eine der Bandscheiben einseitig abgenutzt ist und die Wirbelsäule sich dadurch zur einen oder anderen Seite neigt, werden Sie verstehen, warum es in diesem Bereich „zwickt".

Neulich kam die Büroleiterin einer Gemeinde nach dem Gottesdienst auf mich zu und sagte: „Ich kann kaum laufen. Der Schmerz schießt durch mein ganzes Bein bis in die Zehen, das bringt mich fast um!" Ich legte meine Finger auf ihren Ischiasnerv. Bevor ich auch nur ein einziges Wort sagen konnte, hatte die Kraft Gottes sie geheilt. Sie lachte und sagte: „Es ist weg!"

Kapitel 7

Elektrische und chemische Frequenzen

Von Charles

Ihr Körper besteht aus Zellen, z.B. Blutzellen, Hautzellen, Gehirnzellen usw. Um diese Zellen herum fließen elektrische und chemische Frequenzen, die alles in Gang halten.

Frances und ich sind immer bereit, anderen Menschen zuzuhören und von ihnen zu lernen. Wissenschaftler fanden folgendes heraus: Wenn die elektrischen und chemischen Frequenzen im Körper eines Menschen im Gleichgewicht sind und harmonisch zusammenspielen, kann sich in diesem Körper keine Krankheit halten.

Das weckte wirklich unsere Aufmerksamkeit! Jesus heilte *alle*, die zu ihm kamen.

Die Aussage, dass Krankheit sich nicht halten kann, wenn die Frequenzen harmonisch und im Gleichgewicht sind, faszinierte uns. Eine Sache, die wir von ganzem Herzen und mit ganzer Seele glauben, ist die: Was Ärzte durch ihre Kunst und mithilfe von Medikamenten erreichen, können wir durch die Kraft Gottes bewirken. Wir Gläubigen werden zu „praktizierenden" Evangelisten. Mediziner werden „praktizierende Ärzte" genannt, weil sie ständig praktisch tätig sind. Ich denke, das können wir auch.

Frances und ich nahmen an einer Versammlung teil. Eine Dame kam zu uns und erklärte: „Ich leide an einer umweltbedingten Erkrankung. Rund um die Uhr habe ich Schmerzen und auf einem Auge kann ich nicht mehr sehen. Dieser Schmerz quält mich ständig, er hört niemals auf." Sie erzählte, früher sei sie Chefsekretärin gewesen, aber inzwischen habe die Krankheit ihr Gehirn so sehr beeinträchtigt, dass es ihr neulich sogar schwer gefallen sei, ihre zwölf Weihnachtskarten zu adressieren.

Wir dachten, das ist jetzt eine großartige Gelegenheit, diese Sache bei ihr auszuprobieren. Wann immer Sie jemandem die Hände auflegen, haben Sie nie etwas zu verlieren. So sagten wir: „Im Namen Jesu befehlen wir den elektrischen und chemischen Frequenzen in jeder Zelle Ihres Körpers: Seid in Harmonie und im Gleichgewicht und fresst die schlechten Zellen auf." Krebspatienten erhalten oft eine Chemotherapie. Sie zerstört oder frisst gute und schädliche Zellen gleichermaßen. Sind jedoch die elektrischen und chemischen Frequenzen im Gleichgewicht, schadet das den guten Zellen kein bisschen.

Nachdem wir diesen Befehl ausgesprochen hatten, fiel die Frau unter der Kraft Gottes zu Boden. Als sie wieder aufstand, hätte sie beinahe einen Schrei ausgestoßen, denn der Schmerz war vollständig verschwunden. Sie hüpfte vor Freude und tanzte zu ihren Platz zurück, aber drei, vier Minuten später kam sie wieder nach vorne. Voller Freude rief sie: „Ich kann sehen! Ich kann sehen! Ich kann sehen!" Gott hatte in einem Augenblick ihr Auge geheilt und allen Schmerz weggenommen. Wir baten sie, das eingehend zu prüfen und uns zwei oder drei Wochen später wieder zu kontaktieren.

Das Gehirn dieser Frau war so geschädigt gewesen, dass sie nicht einmal mehr ihre zwölf Weihnachtskarten adressieren konnte. Aber drei Wochen später schrieb sie uns einen vier Seiten langen Brief mit dem Computer, absolut perfekt, mit einwandfreiem Satzbau und fehlerloser Rechtschreibung. In ihrem Brief beschrieb sie uns die Auswirkungen der Heilung: Ihr Gehirn funktionierte wieder richtig, sie konnte normal sehen und war auch seit jenem Tag vollkommen schmerzfrei!

Den gleichen Befehl gaben wir auch bei einer Dame, die dann von Parkinson-Syndrom geheilt wurde. In vielen ähnlichen Fällen haben wir erlebt, dass Menschen durch diesen so einfachen kleinen Befehl geheilt wurden.

Neulich kam ein ungefähr sechzigjähriger Mann zum Gottesdienst. Schon achtzehn Jahren lang litt er schwer unter einer umweltbedingten Erkrankung. Er sagte uns, die ganzen achtzehn Jahre hindurch habe er ununterbrochen quälende Schmerzen gehabt. Wir legten ihm die Hände auf und befahlen ganz einfach den elektrischen und chemischen Frequenzen, ins Gleichgewicht und in Harmonie zu kommen. Der Mann fiel sofort unter der Kraft Gottes und blieb ziemlich lange liegen. Als er wieder aufstand, sagte er: „Ich habe keine Schmerzen, aber ich möchte jetzt kein Zeugnis geben, denn ich habe vorhin noch Schmerzmittel genommen."

Am nächsten Tag um diese Zeit kam er wieder und berichtete, was Gott an ihm getan hatte: Zum ersten Mal seit achtzehn Jahren hatte er keinerlei Schmerzen mehr, und das ohne jegliche Schmerzmittel!

Diesen Befehl setzen wir bei vielen verschiedenen Krankheiten ein. Beim chronischen Erschöpfungssyndrom und bei Fibromyalgie erzielten wir damit einige gute Ergebnisse. Das chronische Erschöpfungssyndrom ist eine ziemlich neue Erscheinung in der Medizin. Aber es scheint sehr viele Menschen zu betreffen, die alle dasselbe sagen: „Ich bin immer nur müde. Ich bin erschöpft. Ich kann anscheinend nicht zur Ruhe kommen." In solchen Fällen befehlen wir genau dasselbe wie bei umweltbedingten Erkrankungen oder Multipler Sklerose, Krebs, Muskelschwund und allen anderen unheilbaren Krankheiten.

In unseren Veranstaltungen fragen wir manchmal, wer eine Fibromyalgie-Diagnose hat oder ständige starke Schmerzen in den Weichteilen (also nicht in Gelenken oder Knochen) und am ganzen Körper. Wir bitten sie dann, nach vorne zu kommen. Das lassen sie sich nicht zweimal sagen, manchmal kommen sogar fünf oder zehn Personen gleichzeitig. Wenn wir dann den elektrischen und chemischen Frequenzen befehlen, werden beinahe hundert Prozent dieser Menschen geheilt, und sie sind sofort schmerzfrei. Was für ein erstaunliches, augenblickliches Wunder geschieht doch durch diesen einfachen Befehl!

Vergessen Sie nicht: Dies ist kein Gebet. Jesus hat nie für Kranke gebetet. Es ist ein Befehl! Prägen Sie sich das tief ein und sagen Sie: „Im Namen Jesu befehlen wir den elektrischen und chemischen Frequenzen in jeder Zelle Ihres Körpers, in Harmonie und im Gleichgewicht zu sein und die schädlichen Zellen zu fressen. Danke, Jesus." Diesen Befehl sprechen wir jeden Morgen am Frühstückstisch, wobei wir unsere Finger auf unsere Stirn legen. So haben wir einen guten Start in den Tag und wir empfehlen Ihnen, das Gleiche zu tun.

Und noch etwas sehr Wichtiges. Sobald das Gebet oder der Befehl abgeschlossen sind, sollten die Heilungssuchenden „Danke" sagen. Oft spüren die Menschen die Gegenwart Gottes so sehr, wenn sie geheilt werden, dass sie ganz einfach vergessen, überhaupt etwas zu sagen. Ermutigen Sie die Menschen trotzdem, immer wieder zu sagen: „Danke, Jesus! Danke, Jesus! Danke, Jesus!" Wenn man das sagt, drückt man damit Gott gegenüber aus: „Ich habe es! Ich nehme es an! Ich habe es!" Diese beiden Worte „Danke, Jesus!" kann man nie zu oft sagen.

Was läuft schief bei der Parkinson-Erkrankung?

Das Parkinson-Syndrom (Schüttellähmung) wird verursacht durch das fortschreitende Absterben von Nervenzellen in der Substantia Nigra in einem bestimmten Bereich des Gehirns. Dadurch bekommen die Nervenfasern in den Bewegungszentren des Gehirns zu wenig Dopamin, einen chemischen Botenstoff. Die Patienten entwickeln Zittern und Muskelversteifung. Warum die Neuronen absterben, ist nicht bekannt.

Es gibt viele verschiedene Befehle, die wir immer wieder über kranken Menschen aussprechen, und einer von ihnen ist der Befehl an die elektrischen und chemischen Frequenzen. Zwei Abende hintereinander kamen Männer mit der Parkinson-Krankheit zu uns. Wie bei vielen Parkinson-Patienten üblich zitterten auch sie heftig. Beide sagten, dass die Ärzte ihnen nicht hatten helfen können. Bei beiden befahl Frances allen elektrischen und chemischen Frequenzen in jeder Zelle ihres Körpers, in Harmonie und im Gleichgewicht zu sein. Es ist sehr beeindruckend zuzusehen, wie jemand, der sich am ganzen Körper schüttelt und dessen Hände heftig zittern, plötzlich ruhig dasteht, weil Gottes Kraft ihn geheilt hat. Genau das geschah.

Ein junger Mann brachte seine Mutter zu einem unserer Gottesdienste, sie litt an starken Kopfschmerzen. Der Schmerz in ihrem Kopf war so stark, dass man ihr zwei- bis dreimal in der Woche den Schädel rasierte. Wir wissen nicht, ob es das Haarwachstum an sich war oder das Gewicht der Haare, das die Schmerzen verstärkte. Frances legte ihr die Hände auf und weil ihr nichts Besseres einfiel, sagte sie: „Im Namen Jesu befehle ich allen elektrischen und chemischen Frequenzen in jeder Zelle Ihres Körpers, in Harmonie und im Gleichgewicht zu sein und die schädlichen Zellen zu fressen." Frances legte ihr also die Hände auf, und während die Frau unter der Kraft Gottes zu Boden ging, schrie sie: „Ich bin geheilt! Keine Schmerzen mehr!" Das war ein sehr beeindruckendes, sofortiges Wunder. Als die Dame wieder aufstand, konnte sie nicht glauben, was ihr da in einem Augenblick geschehen war. Mehr braucht es nicht, wenn Gottes Kraft wirkt.

Eine der dramatischsten Heilungen, die wir jemals miterlebten, geschah an einem Samstagmorgen während eines Heilungsseminars. Ich diente gerade in Heilung und Frances saß auf der Bühne. Da kam der Pastor zu ihr und flüsterte ihr zu: „Heute ist eine junge Frau hier, der vor drei Jahren ein großes Stück Holz auf den Kopf fiel. Es hat ihren Gleichgewichtssinn zerstört, und sie kann nicht richtig stehen, gehen oder überhaupt etwas tun." Weiter sagte er, sie habe seit drei Jahren ununterbrochene Schmerzen und sei bei jedem Arzt, jedem Chiropraktiker, in jedem Krankenhaus der Umgebung gewesen. Und alle hätten ihr ein und dasselbe gesagt: Es gäbe nichts, was man für sie tun könnte.

Sie hatte Tag und Nacht nur Schmerzen und war zu nichts mehr fähig. Sie war eine der Tänzerinnen in der Ballettgruppe der Gemeinde gewesen, aber seit drei Jahren konnte sie auch nicht mehr tanzen.

Manchmal muss man mehrere Dinge gleichzeitig tun. In Ihrem Fall sprach der Heilige Geist und sagte uns, wir sollten zweierlei tun. Zuerst befahlen wir den elektrischen und chemischen Frequenzen in jeder Zelle ihres Körpers, in Harmonie und im Gleichgewicht zu sein und die schlechten Zellen zu fressen. Dann machten wir das „Nucca"[1] mit ihr, und die Kraft Gottes heilte sie augenblicklich und vollständig. Sie stand da, schaute uns an und sagte: „Ich bin geheilt. Ich habe keine Schmerzen mehr." In diesen einfachen Worten lag eine ungeheure Schönheit.

Frances entgegnete: „Wenn du geheilt bist, dann kannst du jetzt auch tanzen." Die Musiker kamen nach vorne, und diese

---

[1] Siehe Kapitel 10

junge Frau, die drei Jahre lang nicht einmal hatte geradeaus laufen können, führte den schönsten Balletttanz auf, den man sich vorstellen kann. Das alles passierte in ihrer Heimatgemeinde und jeder dort wusste über ihren Zustand Bescheid. Über der ganzen Versammlung entlud sich der Strom des Heiligen Geistes, alle standen auf, applaudierten, und jede Person im Gebäude brach in Tränen aus. Danke, Jesus, für diese wunderbare Heilungskraft!

Vergessen Sie nicht, den elektrischen und chemischen Frequenzen in jeder Zelle ihres Körpers zu befehlen, dass sie in Harmonie und im Gleichgewicht sind und die kranken Zellen auffressen, und zwar im Namen Jesu.

Befehlen Sie das bei jeder unheilbaren Krankheit einschließlich Blindheit und Taubheit!

Wir geben diesen Befehl und andere Befehle (von denen noch die Rede sein wird) bei allen unheilbaren Krankheiten und wann immer wir das Gefühl haben, dass sie angebracht sind.

Das ist sehr, sehr wichtig!

Kapitel 8

Das Karpaltunnel-Syndrom

Von Charles

Der Heilungsdienst bietet immer wieder neue und bessere Möglichkeiten an. Je länger wir in Heilung dienen, desto mehr neue Mittel und Wege entdecken wir. Wir hören Ärzten und Chiropraktikern zu und entdeckten unzählige Möglichkeiten, Menschen erfolgreich zu helfen. Es tauchen ja ständig neue Krankheiten und neue „Heilmethoden" auf. Wir fragen uns oft, ob das daran liegt, dass die Menschen älter werden (und das werden sie tatsächlich), oder ob es daher kommt, dass unser Leben komplizierter und anspruchsvoller geworden ist. Das Karpaltunnel-Syndrom gilt nicht als Alterserscheinung. In der Regel sind jüngere Menschen davon betroffen, besonders solche, die viel am Computer arbeiten, sowie Metzger, Zimmerleute, Friseure oder Menschen mit irgendeiner Tätigkeit, die das Handgelenk außergewöhnlich stark beansprucht.

Oft arbeiten die Menschen in diesen Berufen mit einer falschen Hand- oder Fingerhaltung. Viele Leute arbeiten am Computer mit den Handgelenken nach unten und aufwärts gerichteten Händen. Das führt häufig zu Entzündungen und Schwellungen im Handgelenk. Männliche und weibliche Flugbegleiter, die Wagen durch die Gänge schieben, oder auch Menschen, die schwer heben müssen und ihre Handgelenke sehr beanspruchen, stellen fest, dass sie an etwas leiden, das die Medizin das Karpaltunnel-Syndrom nennt.

Neulich klärte uns ein Chiropraktiker über dieses weit verbreitete Problem auf. Es kommt vor allem bei Menschen vor, die ihre Handgelenke stark beanspruchen. Es kann solche Schmerzen in der Hand und im Handgelenkbereich verursachen, dass manche deshalb nicht mehr schlafen und ihre Arbeit nicht mehr verrichten können.

Auf der Innenseite des Handgelenks gibt es einen „Tunnel", in dem sich Bänder und Sehnen befinden. Wenn durch übermäßigen Gebrauch oder durch Missbrauch des Handgelenks dieser Tunnel sich entzündet oder anschwillt, wird der Innendurchmesser kleiner oder der Tunnel schließt sich ganz. Dann treten im Handgelenk Schmerzen, Kraftlosigkeit oder andere Unannehmlichkeiten auf. Die Bänder oder Sehnen können überdehnt oder eingeklemmt sein.

Um das Karpaltunnel-Syndrom zu heilen, legen Sie Ihren Daumen auf die eine weiche Seite des Handgelenks und einen Finger auf die gegenüberliegende Seite. Befehlen Sie dem Tunnel, sich zu öffnen. Befehlen Sie der Entzündung und der Schwellung, geheilt zu sein. Befehlen Sie den Sehnen und Bändern, zu ihrer normalen Länge, in ihre normale Position und zu ihrer normalen Stärke zurückzukehren. Befehlen Sie ihnen im Namen Jesu, geheilt zu sein.

Das Karpaltunnel-Syndrom ist sehr einfach zu erkennen. Bitten Sie die Person, mit Daumen und kleinem Finger einen Ring zu formen. Stecken Sie Ihren Zeigefinger dort hinein und ziehen ihn dann zwischen den beiden Fingern nach außen. Wenn die Person an Karpaltunnel-Syndrom leidet, geht das ganz leicht. Wenn sie geheilt ist, schaffen Sie das nicht mehr.

Diese Wunderheilungen des Karpaltunnel-Syndroms erleben wir regelmäßig. Vor unserem Fototermin neulich war Frances beim Friseur. Ihre Friseurin arbeitete fieberhaft, aber sorgfältig, denn die Frisur sollte perfekt werden.

Ich bemerkte, dass sie am linken Handgelenk eine etwa handlange Schiene trug. Ich fragte sie, ob sie an Karpaltunnel-Syndrom leide und sie bestätigte es. An diesem Tag hatte sie schon über sechzig Kunden die Haare gemacht.

Aufgrund der hohen Beanspruchung, die sie ihrer linken Hand zugemutet hatte, konnte sie kaum mehr das Handgelenk bewegen.

Ich fragte sie, ob Gott das heilen dürfte. Als sie eine Pause machte, tat ich, was wir gelernt hatten, und gab die entsprechenden Befehle. Zuvor hatten wir ihre Kraft getestet: Als ich mit meinem Finger durch den Ring fuhr, den sie mit ihrem Daumen und dem kleinen Finger gemacht hatte, gab es dort keinerlei Widerstand. Nachdem ich die Befehle gegeben hatten, testeten wir ihre Kraft nochmals.

Die Frau war absolut erstaunt! Sie schüttelte ihr Handgelenk und wenige Minuten später war die Schiene entfernt. Frei von Schmerzen konnte sie weiterarbeiten. Zwei Wochen später trafen wir sie wieder. Sie sprudelte über vor Dankbarkeit, dass Gott ein so dringend benötigtes, vollständiges Wunder getan hatte.

Neulich bekam Frances einen Anruf von einem Arzt. Er erzählte ihr, wie begeistert er über die göttlichen Heilungserfolge war, die er nach dem Anschauen unserer fünfzehnstündigen Videoserie und dem Lesen des Buches *How to Heal the Sick* erzielt hatte. Frances erzählte ihm von den Heilungen, die wir bei Karpaltunnel-Syndrom erlebt hatten. Sie erklärte ihm auch den „Vorher-nachher-Test" und wie er vorgehen sollte.

Etwa zwei Wochen später rief genau dieser Arzt wieder an. Dieses Mal war er noch begeisterter. Er sagte, es seien viele Patienten mit Karpaltunnel-Syndrom zu ihm gekommen. Jeder einzelne dieser Patienten wurde geheilt, wenn er das tat, was Gott uns gezeigt hatte. Dann fragte er lachend: „Und was mache ich jetzt mit den Tausenden von Prospekten, die ich gekauft habe, um für eine Operation bei dieser Erkrankung zu werben?"

Und was ist mit den Füßen?

Eine entsprechende weiche Stelle gibt es auch im Knöchelbereich. Und auch dort, in der Vertiefung an Ihrem Fußgelenk unterhalb des Fußknöchels kann dieses Problem auftauchen. Das nennt man dann das Tarsaltunnel-Syndrom. Es kommt allerdings weitaus seltener vor als das Karpaltunnel-Syndrom, wird aber auf die gleiche Weise geheilt.

Das Tarsaltunnel-Syndrom

Der Tarsaltunnel umschließt den hinteren Schienbeinnerv sowie mehrere Blutgefäße und Sehnen. Er beginnt hinter und über dem Fußgelenk, läuft dann im Inneren des Fußgelenks weiter und mündet an der Fußsohle. Wird der Nerv aufgrund einer Verletzung, einer Schwellung oder durch Wucherungen der umgebenden Sehnen, Blutgefäße oder Knochen geschädigt oder gequetscht, kann das zu einem schmerzhaften Zustand mit dem Namen Tarsaltunnel-Syndrom führen.

Jeder Fuß hat 26 Knochen. Es gibt demnach viele Möglichkeiten, dass Knochen verrutschen oder verformt werden. Vielleicht tragen Sie die falschen Schuhe oder haben einfach ein schwaches Fußgelenk. Befehlen Sie dem Tunnel, sich zu öffnen und allen Bändern, im Namen Jesu geheilt zu sein.

Bei dieser Erkrankung können Sie noch hinzufügen: „Im Namen Jesu befehle ich jedem Knochen in beiden Füßen, an den richtigen Platz zu gehen und dort zu bleiben."

Sehnenscheidenentzündung oder Tennisarm

Mit dem „Karpaltunnel-Ding" können Sie auch eine andere Krankheit heilen, nämlich die Sehnenscheidenentzündung oder „Tennisarm". Seien Sie aufmerksam und achten Sie auf die Impulse des Heiligen Geistes. Dann werden Sie noch viele andere Möglichkeiten entdecken, wie Sie Menschen heilen können.

Legen Sie Ihren Daumen auf die eine Seite des Handgelenks (oder Fußgelenks) und Ihren Zeigefinger auf die andere und sagen Sie: „Im Namen Jesu befehle ich dem Karpaltunnel (oder Tarsaltunnel), sich zu öffnen. Ich befehle allen Bändern und Sehnen, zur normalen Länge und Stärke zurückzukehren. Ich befehle jedem Schmerz und allem vernarbten Gewebe: Sei geheilt!"

Kapitel 9

Migräne, Kopfschmerzen und Trigeminus-Neuralgie

Von Charles und Frances

Vor einiger Zeit besuchten wir Hilton Sutton (der noch lebte, als dieses Buch im Original geschrieben wurde; Anm. d. Übers.). Hilton war Präsident von *Mission to America* und ein ausgezeichneter Bibellehrer. Sein Schwerpunkt war biblische Prophetie. Zum ersten Mal erzählte er uns, dass er an Trigeminus-Neuralgie litt. Bis dahin hatten wir nur selten erlebt, dass Menschen von dieser schmerzhaften Krankheit geheilt wurden und wir kannten auch keine medizinische Behandlungsmöglichkeit, die ihm hätte helfen können.

Der American Medical Association Family Medical Guide[1] von Random House (New York, 1991) beschreibt dieses Leiden als einen Schmerz, der durch einen beschädigten Nerv verursacht wird.

Diese Art von Neuralgie tritt fast nie bei Menschen unter fünfzig Jahren auf, es sei denn, sie leiden an Multipler Sklerose. Der Trigeminus-Nerv ist einer der wichtigsten Nerven im Gesicht. Wird er geschädigt, sind starke Schmerzen die Folge, die in der Regel nur in einer Gesichtshälfte wahrgenommen werden. Auch wenn sie nicht lebensgefährlich ist, kann die Trigeminus-Neuralgie sehr quälend und belastend sein.

Wir haben uns sagen lassen, dass diese Neuralgie eine der schmerzhaftesten Erkrankungen ist, die es gibt. Tatsächlich wird diese Erkrankung manchmal auch als „Selbstmord-Krankheit" bezeichnet. Der oben genannte Ratgeber berichtet, dass der Schmerz der Trigeminus-Neuralgie an dem Nerv entlang durch

---

[1] Gesundheitsratgeber

die Gesichtshälfte schießt. Das kann von einigen Sekunden bis zu einer Minute oder länger anhalten. Dauert er länger an, ist dies besonders qualvoll.

Die Schmerzattacken können ohne ersichtlichen Grund tage- oder wochenlang alle paar Minuten auftreten. Der Schmerz mag nachlassen, aber in der Regel kommen die stechenden Schmerzen in immer kürzer werdenden Intervallen wieder. Schließlich kommen die Attacken beinahe ununterbrochen. In einigen Fällen geht der Schmerz mit gelegentlichen Krämpfen einher, die Gesichtszuckungen oder Lähmung verursachen.

Seit acht langen Jahren litt Hilton nun schon an dieser schmerzhaften Erkrankung. Inzwischen war es so schlimm geworden, dass er überlegte, einige Vorträge abzusagen. Dann sagte er noch: „Die Medizin hat eine Operationsmethode entdeckt, um diesen fürchterlichen Schmerz zu besiegen." Wir hörten aufmerksam zu, denn wenn eine Ursache und eine Behandlung entdeckt werden, sind das für uns oft Anhaltspunkte für eine Heilung, die Gott für uns vorbereitet hat.

Hilton erklärte uns, wie der Eingriff durchgeführt wird. Dort, wo im Kopf ein Blutgefäß oder eine Arterie dem Nerv zu nahe kommt, wird ein Loch in den Schädel gebohrt und ein medizinischer Keil dazwischen gesetzt. Also wird der Schädel angebohrt und ein Keil dazwischen gesetzt. Damit hört der Schmerz auf.

Wir reagierten mit einem „Danke, Jesus!" Sofort legten wir unsere Hände auf Hiltons Kopf und befahlen, dass göttliche Keile die Blutgefäße oder Arterien und den Nerv trennen. Anschließend dankten wir Jesus dafür. Als Hilton einen Monat später anrief, berichtete er, dass er seit jenem Tag nur ein einziges Mal Kopfschmerzen gehabt hatte, bedingt durch eine stressige Situation.

Einen weiteren Monat später sprachen wir wieder mit Hilton, als wir gerade seine Geschichte aufschrieben. Er sagte uns, er habe keine weiteren Schmerzen mehr gehabt. Alle Ehre sei Gott, dass er ihn geheilt hat!

Und danke, Jesus, dass du uns gezeigt hast, wie man Trigeminus-Neuralgie heilen kann.

Die quälenden Schmerzen der Trigeminus-Neuralgie hatten bei Hilton Sutton dazu geführt, dass er mit seiner Arbeit und den

Vortragsterminen weit zurück lag. Als Gott ihn geheilt hatte, stürzte sich Hilton sofort wieder in die Arbeit. Unter anderem unternahm er eine lange Dienstreise nach Singapur und Malaysia, womit er sich eindeutig übernahm. Als er zurückkam, ging es ihm genauso wie zuvor, bevor Gott ihn geheilt hatte. Hilton ging ins Krankenhaus und ließ sich operieren. Die Chirurgen waren etwa vier Stunden lang mit ihm beschäftigt! Hinterher sagten sie, in ihrem ganzen Berufsleben hätten sie noch nie so viele ineinander verschlungene Nerven und Blutgefäße gesehen.

Hilton rief uns an: „Ich wusste, dass Gott mich wirklich geheilt hatte. Aber ich habe es mir durch Überarbeitung und Stress selbst wieder zurückgeholt."

Eins der größten Übel der Welt, dem wir uns unterwerfen können, ist Stress, denn er verursacht zahllose Krankheiten. Hilton bleib immer dabei, dass Gott ihn geheilt hatte, er diese Heilung aber durch eigene Unachtsamkeit wieder verloren hatte.

Die Bibel sagt: „Alle eure Sorge werft auf ihn, und er wird euch erquicken" (siehe Matthäus 11,28 und 1. Petrus 5,7).

Migräne

Ein Mann kam zu einem dreitägigen Seminar. Am ersten Tag erzählte er, dass er fast sein ganzes Leben lang unter schwerer, anhaltender Migräne litt.

Unter der Leitung des Heiligen Geistes beschlossen wir, das anzuwenden, was wir über Trigeminus-Neuralgie gelernt hatten. Es funktionierte! Seine Kopfschmerzen verschwanden augenblicklich und kamen während des ganzen Seminars nicht wieder zurück. Als wir ihn später anriefen, sagte er, es sei unglaublich schön, ohne Schmerzen zu leben.

Den gleichen Befehl wandten wir nicht nur bei Migräne, sondern auch bei anderen Formen von Kopfschmerz an.

Befehlen Sie folgendermaßen: „Im Namen Jesu befehlen wir, dass alle Blutgefäße und Nerven durch göttliche Keile voneinander getrennt werden. Schmerz, verschwinde!"

Kapitel 10

Das „Nucca"

Von Charles und Frances

Ständig lernen wir neue Dinge und sind wirklich begeistert darüber. Wir glauben: Wenn Mediziner und Chiropraktiker etwas tun können, dann sind wir durch die Kraft Gottes auch dazu in der Lage.

Der folgende Artikel erschien neulich in einer Zeitschrift und wir lernten daraus vieles von dem, was wir nun in dem sogenannten „Nucca-Ding" anwenden.

Sitzt Ihr Kopf richtig?

Von Glenn Cripe, M.D.

Wahrscheinlich denken Sie, Sie hätten alles versucht. Aber sind Sie sicher, dass Ihr Kopf richtig sitzt? Fast jeder hatte schon irgendwann einmal in seinem Leben Rückenschmerzen oder Probleme mit der Wirbelsäule. Diese Schmerzen können bis zur Arbeitsunfähigkeit führen. Es gibt viele Möglichkeiten, Erleichterung zu finden. Die Bandbreite ist groß und geht von Bettruhe über Schmerzmittel, Akupunktur und Akupressur bis zum äußersten Fall des chirurgischen Eingriffs. Alle diese Methoden oder andere Verfahren haben ihre Erfolge und Misserfolge vorzuweisen. Wahrscheinlich kann man nur eines mit Sicherheit sagen: „das" unfehlbare, hundertprozentige Allheilmittel für sämtliche Rückenprobleme gibt es nicht. Auf jeden Fall ist das Problem sehr kompliziert. Wir können aufrecht gehen und der Schwerkraft trotzen, wir können uns biegen, drehen und beugen. Das alles wird im Wesentlichen durch ein vielfältiges System von Wirbeln, Muskeln und Nerven ermöglicht.

Die meisten Patienten versuchen zunächst sich mit eher konservativen Methoden wie Bettruhe Linderung zu verschaffen. Wenn die gewünschte Erleichterung nicht eintritt, werden sie es nach und nach mit der ganzen Palette versuchen, bis hin zum Extrem einer Operation.

Doch es gibt ein weiteres Verfahren im Kampf gegen den Rückenschmerz. Es ist konservativ und kostengünstig, aber, was noch wichtiger ist, außerordentlich präzise und völlig schmerzlos. Diese Prozedur wird NUCCA genannt, ihren Namen hat sie von der National Upper Cervical Chiropractic Association, die 1965 gegründet wurde und staatlich anerkannt ist. Die NUCCA-Prinzipien wurden im den 1940er-Jahren in Michigan von den Ärzten Dr. Ralph Gregory und Dr. John Grostic entwickelt. NUCCA ist ein Spezialgebiet in der Chiropraktik, das sich darauf spezialisiert hat, Kopf und Nacken wieder in den Normalzustand zurückzubringen.

Die meisten Leiden, die von der Chiropraktik profitieren können, beginnen im Nacken und oft enden sie auch dort. Es gibt viele Ursachen dafür, dass Kopf und Nacken nicht mehr mittig sitzen, z.B. Stürze, Schleudertraumata oder ein verdrehter Nacken. Bringt man den Kopf und den Nacken zurück in die richtige Position, kommen Wirbelsäule und Becken wieder in ihren Normalzustand. Dann erst kommt die Wirbelsäule wieder ins Gleichgewicht.

Das Becken ist das Fundament der Wirbelsäule; demzufolge trägt es die Wirbelsäule. Wenn der Kopf seine zentrale Position verlässt, muss sich auch das Becken bewegen, um den Körper weiterhin so aufrecht wie möglich zu halten. Befindet sich der Kopf in seiner Normalstellung, ist das Becken direkt darunter. Aber wenn Kopf und Nacken nicht mehr die richtige Ausrichtung haben, ziehen sich die Rückenmuskeln automatisch zusammen, um das Becken so zu verschieben, dass es sich wieder möglichst senkrecht unter dem Kopf befindet. Diese Verschiebung von Rücken und Becken kann viele Rückenprobleme verursachen, zum Beispiel

Verkrampfung der Lendenwirbelsäule, Kopfschmerzen, Haltungsfehler, Kribbeln in den Extremitäten und vieles mehr. Solange Kopf und Nacken nicht in ihre normale Position zurückgebracht sind, wird kein Korrekturversuch langfristig Erfolg haben.

Das Becken ist also die tragende Struktur für den Rücken. Mithilfe präziser Instrumente ermittelt NUCCA das Ausmaß der Verschiebung und benutzt dies als Maßstab, um festzustellen, ob ein Handlungsbedarf besteht. Bevor irgendeine Behandlung in Betracht gezogen wird, werden drei Röntgenaufnahmen gemacht und analysiert. Jeder Mensch hat seine eigene Art von Fehlstellung, die präzise identifiziert werden muss. Sind Art und Grad der Fehlstellung bekannt, kann der Arzt einen leichten und kontrollierten Druck auf einen bestimmten Punkt des Nackens ausüben und so Kopf und Nacken in die Normalposition zurückbringen. Je besser das gelingt, umso stabiler und dauerhafter wird die Korrektur sein. Wenn der Körper zu seinem Normalzustand zurückkehrt, entspannen sich die Muskeln und Verkrampfungen lösen sich. Die Schwellungen um die Nerven können nun abklingen und damit von dem Gefühl gequetschter Nerven befreien. Mit der Entlastung der gewichttragenden Gelenke (Hüfte, Lendenwirbelsäule) kann auch eine veränderte Körperhaltung erfolgen.

Nachdem die Korrektur vorgenommen wurde, sollten sowohl für den Arzt als auch für den Patienten wesentliche Ergebnisse erkennbar sein, zum Beispiel eine veränderte Körperhaltung. Innerhalb von drei bis sechs Wochen sollten die Symptome merklich nachlassen.

Jeder Fall ist einzigartig. Im Allgemeinen kann schon nach wenigen Stunden nach der Korrektur eine Änderung der Symptome eintreten, es kann aber auch vier bis sechs Wochen dauern. Immerhin hat es ja normalerweise einige Zeit gedauert, um die Fehlstellung zu entwickeln. Auch Gewebe und Nerven brauchen Zeit zur Heilung.

Als Alternative zur Korrektur von Rückenproblemen konnte NUCCA in den letzten 45 Jahren erstaunliche Resultate und Forschungsergebnisse nachweisen. Wenn Sie also

das Gefühl haben, Sie hätten schon alles ausprobiert, dann
prüfen Sie einmal nach, ob Ihr Kopf richtig sitzt.
   Dr. Glenn Cripe aus Newport Beach ist promovierter
Chiropraktiker und NUCCA-Spezialist.

Vor ein paar Jahren brachte die Tochter eines Freundes Zwillinge
zur Welt. Nach der Entbindung konnte sie weder ihren Haushalt
versorgen noch all das tun, was eine Ehefrau und Mutter normalerweise tut. Viele Ärzte und Chiropraktiker hatten ihr nicht helfen können, bis sie von der NUCCA-Behandlung hörte. Sie ging
dort hin und bekam drei Behandlungen. Danach war sie wieder in
der Lage, ihren Haushalt zu versorgen und ist seitdem dauerhaft
geheilt.
   Wir glauben: Was auch immer ein Arzt oder ein Chiropraktiker tun kann, das kann auch in der Kraft Gottes getan werden!
   Zum ersten Mal probierten wir diese Sache bei einem jungen
Mann in einem unserer Gottesdienste aus. Seit einem Autounfall
litt er unter quälenden Rückenschmerzen. Wir baten ihn, sich zu
setzen und schauten dann, ob seine beiden Beine gleich lang waren, wie wir es bei dem „Bein-Ding" immer machen. Aufgrund
des Autounfalls war das eine Bein mehr als zehn Zentimeter kürzer als das andere. Wir führten nun nicht das normale „Bein-
Ding" durch, sondern legten stattdessen unsere Finger entlang
seines Kieferknochens und gaben den Befehl für das NUCCA.
Wir sagten: „Im Namen Jesu befehlen wir dem Gehirnstamm,
genau mittig auf der Wirbelsäule zu sitzen, um alle Rückenprobleme zu beseitigen. Wir befehlen dem Hirnstamm und dem
Kopf, sich perfekt mit der Wirbelsäule auszurichten."
   Nachdem wir im Namen Jesu diesen einfachen Befehl gegeben
hatten, setzte er sich wieder hin. Sein Bein war auf die gleiche
Länge wie das andere ausgewachsen und er hatte keinerlei
Schmerzen mehr! Den Rest des Abends verbrachte er voller Jubel
und Lobpreis Gottes. Was für ein aufregendes Gefühl – gleich
unser erster Versuch hatte funktioniert!
   Seitdem haben wir das viele Male mit bemerkenswertem Er-
folg getan.
   Die Grafiken auf Seite 67 und 68 zeigen, was vor und nach
einem Unfall geschieht. Es muss nicht unbedingt ein Autounfall

sein; es kann irgendetwas sein, wodurch der Körper ungewöhnlich gedehnt oder gestreckt wird.

Legen Sie Ihren Finger auf den obersten Rückenwirbel (1. Knochen der Wirbelsäule). Dann sprechen Sie diesen Befehl: „Im Namen Jesu befehle ich dem Kopf und dem Nacken, sich so zu positionieren, dass jeder Wirbel und jede Bandscheibe perfekt ausgerichtet ist und sie von oben bis unten geheilt sind!"

Wenn das den Schmerz nicht vollständig lindert, machen Sie noch das „Gesamte Ding" (Nackenkorrektur, Armlängenkorrektur, Beckenkorrektur, Beinlängenkorrektur).

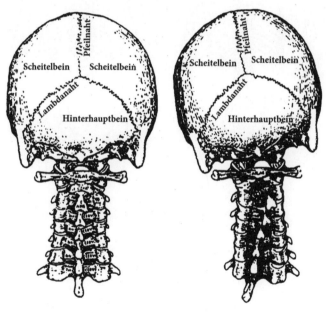

Vor dem Trauma   **Nach dem Trauma**

Vor und nach dem Trauma: Vor einer Verletzung oder Schädigung sitzt der etwa 6 Kilogramm schwere Kopf mittig auf der Wirbelsäule. Nach dem Trauma hat sich der Kopf von der Mitte weg verschoben. Um das auszugleichen, bewegen sich die Na-

ckenwirbel aus ihrer angestammten Position und belasten dadurch die Muskeln und Bänder übermäßig.

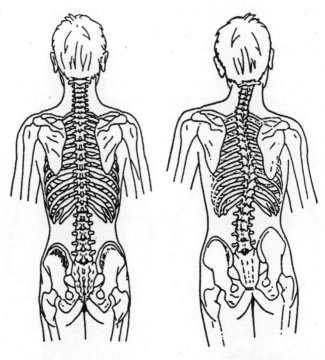

Vor dem Trauma   **Nach dem Trauma**

Solange der Kopf richtig zentriert auf dem Nacken sitzt, ist die
Wirbelsäule gerade und ausbalanciert. Nach einem Unfall hat sich
der Kopf von der Mitte zur Seite verschoben. Um das auszugleichen und den Körper im Gleichgewicht zu halten, verbiegt sich
die gesamte Wirbelsäule. Mit der Zeit kann diese Verletzung von
Kopf und Nacken zu Schmerzen in der Lendenwirbelsäule führen.

Kapitel 11

Im Heilungsdienst

Von Charles und Frances

Dieses *Handbuch für Heilung* kann auch zusammen mit dem Buch und dem Video-und Audiomaterial *How to Heal the Sick* nur in aller Kürze grundlegende Prinzipien für Heilung vermitteln. Es darf in keinem Fall als allumfassend verstanden oder als Grundlage für irgendwelche medizinischen oder wissenschaftlichen Prozeduren oder Praktiken herangezogen werden. Wir schlagen hier lediglich Richtlinien vor.

Wenn es Ihnen irgendwie möglich ist, bitten wir Sie dringend, unsere Videos und Bücher aufmerksam zu studieren, sowie auch die Videos von unseren *Doctors' Panels*. Von ihnen kann man viel lernen. In der Bibel und in unseren Seminaren finden sich Prinzipien zur Anwendung der verschiedenen Heilungsmethoden. Lassen Sie Ihr Denken davon prägen. Über unser Büro[1] können Sie Audiokassetten von den verschiedenen *Doctors' Panels* von unseren *Healing Explosions* und anderes wertvolles Lehrmaterial in englischer Sprache erwerben.

Wenn Sie zu den unterschiedlichen Krankheiten mehr Information wünschen, finden Sie in Buchhandlungen gute medizinische Lexika oder Handbücher. Im Zweifelsfall bitten Sie Ihren Arzt um Hilfe. Sie können auch im Internet recherchieren.

Wir können es nicht oft genug wiederholen: Befolgen Sie die Anweisungen Ihres Arztes. Wir sind keine Ärzte, und wir legen es allen Gläubigen sehr ans Herz: Versuchen Sie nie, medizinische Behandlungen vorzunehmen, sondern wenden Sie wie ein Kind ganz einfach im Namen Jesu die Kraft Gottes an.

---

[1] www.joanhunter.org/shop

AIDS: Erworbenes Immundefektsyndrom

An dieser Stelle möchten wir etwas zu AIDS oder „erworbenes Immundefektsyndrom" sagen. Auf diese Erkrankung gehen wir deshalb detaillierter ein, weil sie wirklich verheerende Auswirkungen hat und sich rasend schnell ausbreitet. Im April 1987 sagte man uns, für AIDS gebe es keine Medikamente, keine Behandlungsmöglichkeiten und kaum Hoffnung auf eine wirksame Impfung. Und noch immer gibt es keine Heilung dafür – Aids-Medikamente können nur das Leben der Betroffenen ein wenig verlängern. Mehr und mehr Menschen kommen auf uns Christen zu und bitten uns, auch Aidskranken mit Heilung zu dienen.

Was ist AIDS? Diese Krankheit wird verursacht durch das HIV-Virus (Humaner Immundefizienz-Virus), oft einfach AIDS-Virus genannt.

Was bewirkt dieses Virus? Das AIDS-Virus verursacht eine schwere Schädigung und Lähmung des Immunsystems einer Person, bis ihr Körper sich nicht mehr länger gegen Infektionen wehren kann.

Wie wird das Virus übertragen? In erster Linie wird das AIDS-Virus durch Geschlechtsverkehr übertragen. Zunächst wurde angenommen, die Krankheit könne nur durch homosexuelle Kontakte übertragen werden, aber inzwischen ist klar, dass auch Menschen mit vielen heterosexuellen Kontakten zur Risikogruppe gehören. Das bedeutet natürlich, dass auch jemand, der mit einer mit AIDS infizierten Person verheiratet ist, sich anstecken und erkranken kann.

AIDS kann auch durch Bluttransfusionen übertragen werden oder durch den Gebrauch verschmutzter Injektionsnadeln. Eine weitere Übertragungsmöglichkeit ist eine offene Wunde oder eine blutende Schnittwunde; von hier könnte der Erreger durch eine offene Wunde oder durch die Schleimhaut eines anderen Menschen in diesen eindringen. Es wird vermutet, ist aber nicht bewiesen, dass das Virus auch durch intensives küssen übertragen werden kann. Es gibt aber keinen Anhaltspunkt dafür, dass alltägliche Kontakte wie Händeschütteln, Wangenküsse, Niesen oder Husten ansteckend wären.

Wie bete ich für einen an AIDS erkrankten Menschen? Wenn die Person sich die Krankheit durch homosexuelle Aktivität oder durch Promiskuität (häufigen Partnerwechsel) zugezogen hat, muss sie zunächst Buße tun und wiedergeboren werden. Wir glauben fest, dass ohne vollständige und echte Buße und eine Abkehr von dem bisherigen Lebensstil AIDS nicht geheilt werden kann.

Um diese spezielle Krankheit zu heilen, ist die Errettung durch Jesus Christus von äußerster Wichtigkeit. Versuchen Sie also nicht, diesen Teil des Heilungsdienstes zu überspringen.

Anschließend weisen Sie im Namen Jesu die Infektion zurück, nehmen Autorität im Namen Jesu über die Infektion und treiben im Namen Jesu den Geist von AIDS aus. Befehlen Sie im Namen Jesu dem gesamten Immunsystem, geheilt oder wiederhergestellt zu werden. Befehlen Sie im Namen Jesu dem ganzen Körper, geheilt zu werden und sich zu normalisieren. Machen Sie auch das „elektrische und chemische Frequenzen Ding" (Gebieten Sie den elektrischen und chemischen Frequenzen, ins Gleichgewicht zu kommen und in Harmonie zu sein und die schädlichen Zellen zu fressen).

Die Grundursache von Aids liegt in Sünden, die Gott ein Gräuel sind. Eine unschuldige Person oder ein Ehepartner kann AIDS bekommen, ohne selbst gesündigt zu haben. Trotzdem sieht es so aus, als ob AIDS seinen Ursprung in Sünde hat.

Hier sind einige Bibelstellen, die uns deutlich zeigen, was Gott über diese Sünde gegen den Körper denkt, der doch Gottes Tempel sein soll:

3. Mose 18 beschäftigt sich mit der Sexualmoral. Besonders die Verse 22, 24a und 29 besagen:

Du sollst bei keinem Mann liegen, wie man bei einer Frau liegt, denn das ist ein Gräuel. ... Ihr sollt euch durch all diese Dinge nicht verunreinigen ... Denn jeder, der einen dieser Greuel tut – die Seelen, die dergleichen verüben, sollen ausgerottet werden aus der Mitte ihres Volkes.

Ebenfalls im dritten Buch Mose und im ersten Korintherbrief finden wir diese Aussagen:

Wenn ein Mann bei einem Mann liegt, als würde er bei einer Frau liegen, so haben sie beide einen Greuel begangen, und sie sollen unbedingt getötet werden; ihr Blut sei auf ihnen (3. Mose 20,13)!

Wisst ihr denn nicht, dass Ungerechte das Reich Gottes nicht erben werden? Irrt euch nicht: Weder Unzüchtige noch Götzendiener, weder Ehebrecher noch Weichlinge, noch Knabenschänder, weder Diebe noch Habsüchtige, noch Trunkenbolde, noch Lästerer, noch Räuber werden das Reich Gottes erben. Und solche sind etliche von euch gewesen; aber ihr seid abgewaschen, ihr seid geheiligt, ihr seid gerechtfertigt worden in dem Namen des Herrn Jesus und in dem Geist unseres Gottes (1. Korinther 6,9-11)!

Gott sei Dank für den Erlösungsplan Jesu Christi! Gibt es Hoffnung, Menschen mit AIDS zu heilen? Ja – in Jesus!

Trinken Sie viel Wasser

Neulich hörten wir uns eine Sendung von Trinity Broadcasting Network (TBN)[2] an. Im Studio waren acht Ärzte und zwei Ernährungswissenschaftler und sie alle sagten übereinstimmend, der Leib Christi sei deshalb so krank, weil niemand von uns genügend Wasser trinkt.

Wir bekommen ständig Informationen darüber, was Wasser alles bewirken kann. Kürzlich erhielten wir eine E-Mail mit wirklich interessanten Fakten. Wir geben diese Information jetzt an Sie weiter und hoffen, dass Sie von nun an mehr Wasser trinken.

75 % der Amerikaner sind chronisch dehydriert (wahrscheinlich trifft das auf die halbe Weltbevölkerung zu).

37 % der Amerikaner haben ein so schwaches Durstgefühl, dass sie es oft für Hunger halten.

Schon eine leichte Dehydrierung verlangsamt Ihren Stoffwechsel um drei Prozent.

---

[2] Christliches Netzwerk, sendet per TV, Internet und mobile Medien

Laut einer Studie der Universität von Washington kann mit einem Glas Wasser in beinahe hundert Prozent der Fälle nächtlicher Heißhunger abgestellt werden.

Wassermangel ist der häufigste Auslöser von Tagesmüdigkeit. Die Grundlagenforschung bestätigt, dass acht bis zehn Glas Wasser am Tag (ca. 1,6 – 2l) bis zu 80 Prozent aller Rücken- und Gelenkschmerzen bedeutend lindern können.

Eine Reduktion von nur zwei Prozent an Körperwasser kann Störungen des Kurzzeitgedächtnisses auslösen, zu Problemen beim Lösen einfacher Rechenaufgaben führen oder es schwierig machen, sich auf den Computerbildschirm oder eine bedruckte Seite zu konzentrieren.

Das Trinken von fünf Glas Wasser am Tag verringert das Darmkrebsrisiko um 45 %. Außerdem kann so gleichzeitig das Risiko von Brustkrebs um 79 % und Ihr Risiko, einen Blasenkrebs zu entwickeln, um 50 % gesenkt werden.

Trinken Sie jeden Tag so viel Wasser, wie Sie sollten?

Kindern dienen

Wenn Sie Kindern dienen, denken Sie daran, dass sie viel größer sind. Wenn Sie unvorsichtig sind, können Sie ein Kind leicht erschrecken und sein Vertrauen verlieren.

Dies gilt natürlich auch für den Dienst an Erwachsenen, besonders wenn sie noch nie göttliche Heilung oder Befreiung erlebt haben. Achten Sie darauf, solchen Menschen gegenüber besonders freundlich und liebevoll zu sein. Vielleicht sind Sie schon „vollständig erwachsen" in Bezug auf das Übernatürliche, während Ihr Gegenüber geistlich gesehen noch ein Kleinkind ist. Auch hier besteht das Risiko, Hilfesuchende zu erschrecken und ihr Vertrauen einzubüßen.

Der beste Weg, um einem Kind näherzukommen, ist, sich durch hinknien auf seine Augenhöhe zu begeben. Lächeln Sie es an und reden leise und vertrauensvoll mit ihm. Eine weitere gute Möglichkeit, um mit einem Kind Kontakt aufzunehmen, besteht darin, ihm die Hände entgegenzustrecken. Halten Sie dabei Ihre offenen Handflächen nach oben, damit das Kind seine Hände in die Ihren legen kann.

Wenn Sie dann für das Kind beten, erheben Sie bitte nicht ihre Stimme. Sie können das Kind weiter anlächeln, während Sie gleichzeitig ihre Autorität über einen bösen Geist einsetzen und ihn im Namen Jesu austreiben. Sprechen Sie mit Autorität und dieser Geist wird erkennen, dass Sie es ernst meinen, und gehorchen. Ein Kind spürt immer, wenn ihm jemand in Liebe dient, und es wird darauf reagieren. Zeigen Sie ihm deshalb, dass Sie es wirklich lieb haben und da sind, um ihm zu helfen.

Psychische Erkrankungen

Wie wir denken, ist ein Ergebnis dessen, was wir in unsere Gedankenwelt hineingelassen haben. Wenn uns also verkehrte Gedanken und Gedankenmuster in den Sinn kommen, ganz gleich welchen Ursprungs sie sind, ist es unsere ganz eigene Entscheidung, ob wir diese Gedanken annehmen oder verwerfen oder sie mit guten Gedanken und Gedankenmustern ersetzen wollen.

Es wird behauptet, dass praktisch alle Arten von seelischen Erkrankungen das Resultat von Schuld oder Schuldgefühlen sind. Wenn das stimmt, bedeutet es ganz einfach, dass im Leben der Person Sünde vorhanden ist. Um in diesem Bereich die Kontrolle und Herrschaft zu gewinnen, muss die betreffende Person die Quelle des Problems anerkennen, von Herzen Buße tun, sich von der Sünde abwenden und Jesus Christus als Herrn und Erretter annehmen.

Geisteskrankheit oder Wahnsinn gilt auch als psychische Erkrankung.

Um mit Heilung zu dienen, binden Sie zunächst in der Kraft des Heiligen Geistes im Namen Jesu den Geist der ... – was auch immer das Problem sein mag: Depression, Bedrücktheit, Schizophrenie, Manie usw. –, und treiben Sie ihn aus. Als Nächstes sprechen Sie im Namen Jesu den Frieden Gottes in das Denken und das Herz dieses Menschen hinein.

Weil ein Großteil des Problems aus einer verkehrten Denkweise entstanden ist, muss als allerwichtigster Schritt die Veränderung des Denkens durch die Erneuerung des Sinnes erfolgen (Römer 12,1-2). Dies geschieht, indem man seine Gedanken und sein ganzes Sein mit dem Wort Gottes füllt. Das Wort Gottes sagt: *„Habt diese Gesinnung in euch, die auch in Christus Jesus war"* *(Philipper 2,5).*

Das ist eine Entscheidung, die wir selbst treffen müssen; Gott wird es nicht einfach für uns tun. Wir erneuern unsere Gesinnung, indem wir das Wort Gottes lesen, darüber nachdenken, es aussprechen, unseren Verstand damit in Beschlag nehmen und danach leben, bis wir immer mehr so denken, wie Gott denkt.

Die Menschen brauchen Befreiung, Errettung und die Taufe im Heiligen Geist – und dann müssen sie sich ins Wort Gottes vertiefen. Denn es gibt nur eine Möglichkeit, wie sie von der Gebundenheit frei bleiben können: Jesus zu gehorchen und Täter des Wortes zu sein. Sie müssen also die Wünsche und Ziele von Gott und Jesus über ihre eigenen stellen. Wer Innenschau betreibt, wird im Dunkel versinken; wessen Licht aber hinaus strahlt, um Jesus sichtbar zu machen, wird frei bleiben.

„Wenn euch nun der Sohn frei machen wird, so seid ihr wirklich frei" *(Johannes 8,36).*

Suizid oder Selbstmord

Menschen mit einem Hang zum Selbstmord haben wirklich Hilfe nötig. Einige von ihnen brauchen Befreiung von dämonischen Mächten, andere sind in übermächtigen Gefühlen der Niederlage und Depression gefangen. Sagen Sie diesen Menschen, dass Gott sie liebt und er einen Weg in die Freiheit für sie vorbereitet hat, wenn sie Jesus um Vergebung bitten und ihn in ihr Herz einladen.

Schauen Sie ihnen dann in die Augen und sprechen Sie mit fester, aber leiser Stimme. Treiben Sie den Geist aus: „Teufel, ich binde dich im Namen Jesu und in der Kraft des Heiligen Geistes, und ich befehle dir, du Geist des Selbstmords, verlasse diese Person jetzt im Namen Jesu."

Führen Sie diese Personen zur Errettung und beten Sie um die Taufe im heiligen Geist, damit sie die Kraft erhalten, um im Sieg leben zu können.

Empfehlen Sie ihnen dringend, sich Gemeinden anzuschließen, in denen geisterfüllte Pastoren dienen. Diese Menschen müssen lernen, wie sie den Blick nach außen richten und anderen helfen können. Denn nur wenn wir geben, können wir empfangen.

Kapitel 12

Die Wirbelsäule

Dr. Roy J. LeRoy war bei allen unseren *Healing Explosions* dabei. Er ist ein exzellenter Chiropraktiker; der vor seinem Ruhestand 40 Jahre lang aktiv in seinem Fachgebiet tätig war. Während der *Doctors' Panels* bei den *Healing Explosions* gab er uns sein wertvolles Wissen und seine große Erfahrung weiter. Wir empfehlen Ihnen, unsere Videoaufzeichnungen von diesen Ärzte-Foren anzuschauen.

Norma Jean Van Dell, über die wir in unserem Buch *Impossible Miracles* geschrieben haben, war verwitwet. Aber Gott schickte ihr einen Witwer, in den sie sich hals über Kopf verliebte und 1984 wurde sie Mrs. LeRoy. Ihr gemeinsamer Dienst an den Kranken mit dem Namen *Impossible Miracles Ministry* ist kraftvoll und einzigartig.

Erst vor kurzem machte der Doktor eine Äußerung, die uns sehr angesprochen hat. Wir glauben, dass es auch für Sie ein echter Segen sein wird:

Bitterkeit und Groll beginnen immer mit Ärger und Zorn. Jemand tut Ihnen etwas an, und Sie ärgern sich oder werden zornig. Daraufhin wird Ihr Körper von einer Überdosis Adrenalin überschwemmt. Der Körper kann die Überdosis nicht absorbieren, deshalb sammelt sich das Adrenalin in den Nieren, die diesen Überschuss aber nicht aufnehmen können. Irgendwo muss das Adrenalin aber hin, deshalb lagert es sich in den Gelenken ab und verursacht dort Arthritis.

Deshalb empfehlen wir ernsthaft allen, die an Arthritis leiden: Nehmen Sie Ihr Leben unter die Lupe. Gibt es irgendjemanden, dem Sie nicht vergeben haben und gegen den Sie Groll hegen? Wenn ja, entsorgen Sie Groll und Bitterkeit.

Laut Statistik ist das zwar nicht die einzige Ursache von Arthritis, aber eine der wichtigsten.

Dr. Roy mit seinem Wissen über die Wirbelsäule ist ein wahrer Segen für unsere Heilungsteams. Um auch Ihnen weiterzuhelfen, hat er diesen Artikel geschrieben:

Die Wirbelsäule

von Dr. Roy J. LeRoy

Schätzungsweise 85 % aller Erwachsenen haben irgendwann in ihrem Leben einmal Rücken- oder Nackenprobleme, meist aufgrund irgendeiner Verletzung. In der Regel ist die Ursache eine Kombination von Wirbelsäulenverkrümmung, Muskelverspannungen, Bänderzerrungen oder gar Bänder- und Sehnenrissen. Zusätzlich können auch die Bandscheiben zwischen den einzelnen Wirbeln geschädigt sein.

Rückenprobleme sind also weit verbreitet, und deshalb werden Ihnen im Heilungsdienst viele Menschen mit diesen Beschwerden begegnen. Charles und Frances gaben diesen Methoden im Heilungsdienst jeweils einen Spitznamen.

Bei nahezu jedem dieser Probleme können Sie in Heilung dienen mit:

Armlängen-Korrektur (das „Arm-Ding")
Beinlängen-Korrektur (das „Bein-Ding")
Korrektur der Halswirbelsäule (das „Nackending")
Beckenkorrektur (das „Beckending")

Die Kombination aus allen vier Methoden nennen sie das „Gesamte Ding".

Nun ein kurzer Überblick über die Wirbelsäule und ihre Probleme.

Die Wirbelsäule besteht aus Wirbeln (Wirbelknochen), die einer auf dem anderen sitzen. Zwischen den Wirbeln befinden sich Bandscheiben, die ein gewisses Maß an Beweglichkeit ermöglichen: Wir können Rücken und Nacken beugen und drehen. Alle diese Knochen werden von Bändern, Sehnen und Muskeln zusammen- und in der richtigen Position gehalten. In der Rückseite der Wirbelsäule befindet sich der Wirbelkanal, der das Rückenmark beherbergt und schützt und dort verlaufen die zentralen Nerven, die vom Gehirn aus alle Körperteile erreichen und mit Impulsen versorgen.

Ein schwerer Wirbelbruch oder eine starke Verrenkung kann zu einer Schädigung des Rückenmarks führen oder eines bzw. mehrere der 31 Paare von Nervenwurzeln, die aus den einzelnen Wirbeln austreten, verletzen. Die Beschädigung einer Bandscheibe, die als Polster zwischen den Wirbeln liegt, kann dazu führen, dass sie sich vorwölbt oder nach außen schiebt. Dadurch übt sie Druck auf eine Nervenwurzel aus, was Schmerzen verursacht und manchmal auch halbseitige oder beidseitige Lähmungen hervorruft.

Die Wirbelsäule beginnt direkt unter der Schädelbasis, hier wird sie Halswirbelsäule genannt. Die obersten sieben Wirbel bilden die Halswirbelsäule; der erste wird Atlas und der zweite Axis genannt. Der Kopf dreht sich seitlich hin und her auf dem Atlas (oberes Kopfgelenk); die Bewegung nach vorne und hinten geschieht auf dem Axis (unteres Kopfgelenk).

Die Nerven der Halswirbelsäule versorgen Gesicht und Kopf, Nacken, Schultern und einen Teil der Arme. Jeder Druck auf diese Nerven wird die normale Funktion dieser Körperteile stören und dort Schmerzen verursachen. Um in diesem Bereich des Körpers zu heilen, machen wir das „Nacken-Ding".

Die nächsten zwölf Wirbel bilden die Brustwirbelsäule. An jedem dieser Wirbel sitzen zwei Rippen, die den Brustkorb bilden. Die Nerven, die in diesem Bereich die Wirbelsäule verlassen, versorgen Unterarme, Hände und die Brust. Zur Heilung in diesem Bereich machen wir, was wir „Armlängen-Korrektur" nennen.

Anschließend folgt die Lendenwirbelsäule. Sie besteht aus den untersten fünf Wirbeln; hier versorgen die Nerven

Beine und Füße. Um diesen Bereich zu heilen, führen wir eine „Beinlängen-Korrektur" durch.

Den Abschluss bildet das sogenannte Kreuzbein. Es ist um einiges größer als ein Rückenwirbel und unterstützt die gesamte Wirbelsäule. Dieser Knochen ist durch eine Reihe von Bändern, Sehnen und dem Sakroiliakgelenk (Gelenk zwischen Kreuzbein und Becken) mit den beiden Darmbeinen verbunden, die Teil des Beckens sind. Um die ganze Beckengegend zu heilen, machen wir das „Becken-Ding". Die Oberschenkelknochen sind durch das Hüftgelenk mit dem Becken verbunden.

Direkt unter dem Kreuzbein, nahe dem Darmausgang, sitzt das sehr kleine Steißbein.

Wenn wir für Menschen mit Nacken- oder Rückenproblemen beten, waren diese Menschen in der Regel schon beim Arzt. Möglicherweise tragen sie ein orthopädisches Hilfsmittel, eine Bandage oder Schiene. Entfernen Sie solche Vorrichtungen nicht und versuchen Sie auch nicht, sie neu anzupassen, wenn Sie für diese Menschen beten. Das könnte als Ausübung einer medizinischen Tätigkeit gelten. Beten Sie für den Hilfesuchenden und fragen Sie ihn dann, ob der Schmerz verschwunden ist. Normalerweise kann die Person sagen, ob eine Verbesserung eingetreten ist, auch wenn die Schiene oder anderes noch an Ort und Stelle ist.

Wenn der Hilfesuchende sagt, es gehe ihm jetzt besser, dann können Sie ihn ja fragen, ob er selbst das Gerät abnehmen und sehen möchte, was Gott getan hat. Aber er sollte selbst darüber entscheiden.

Ermutigen Sie die Person, wieder zum Arzt zu gehen und sich untersuchen und die Heilung prüfen und bestätigen zu lassen.

Eingeklemmte Nerven

In der Abbildung auf der nächsten Seite finden Sie eine Aufzählung von einigen der vielen Probleme, Störungen und Erkrankungen, die eingeklemmte Nerven in verschiedenen Regionen des Körpers verursachen können.

Nerven stellen die Verbindung zwischen dem Gehirn und den unterschiedlichen Teilen und Organen des Körpers dar. Die Pfeile links zeigen auf die Stellen in der Wirbelsäule, wo Nerven auf ihrem Weg vom und zum Gehirn sehr kleine Öffnungen passieren. Durch jede dieser 62 winzigen Öffnungen verlassen etwa 300 000 Nervenfasern den Rückenmarkskanal. Schon eine geringfügige Verschiebung eines Wirbels im Rücken kann eine dieser winzigen Öffnungen verengen und einen Nerv einklemmen. Dann wird die Übermittlung der Nervenimpulse behindert.

Die Beschriftung auf der linken Seite der Abbildung zeigt, zu welchen Körperteilen und Organen die jeweiligen Nerven führen, die an den durch die kurzen Pfeile gekennzeichneten Stellen austreten.

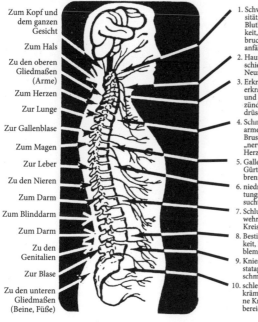

Zum Kopf und dem ganzen Gesicht

Zum Hals

Zu den oberen Gliedmaßen (Arme)

Zum Herzen

Zur Lunge

Zur Gallenblase

Zum Magen

Zur Leber

Zu den Nieren

Zum Darm

Zum Blinddarm

Zum Darm

Zu den Genitalien

Zur Blase

Zu den unteren Gliedmaßen (Beine, Füße)

1. Schwindel, Kopfschmerzen, Nervosität, Augen- und Ohrenprobleme, Bluthochdruck, chronische Müdigkeit, Migräne, Nervenzusammenbruch, Schlaflosigkeit, Ohnmachtsanfälle, Drüsenprobleme, Allergien.

2. Hautprobleme, Heuschnupfen, schiefer oder steifer Hals, Neuralgie, Neuritis, Halsschmerzen, Heiserkeit.

3. Erkrankungen der Bronchien, Halserkrankungen, Schmerzen in Armen und Schultern, Schleimbeutelentzündung, Asthma, Husten, Schilddrüsenprobleme.

4. Schmerzen und Taubheit in Unterarmen und Händen, Schmerzen im Brustkorb, Stauungen, Herzklopfen, „nervöse" Herzbeschwerden oder Herzrasen, Brustfellentzündung

5. Gallenblasenprobleme, Gelbsucht, Gürtelrose, Magenprobleme, Sodbrennen, Fieber.

6. niedriger Blutdruck, Durchblutungsstörungen, Geschwüre, Nesselsucht, Magenprobleme

7. Schluckauf, Schwächung der Abwehrkraft, Verdauungsstörungen, Kreislaufprobleme, Rheuma.

8. Bestimmte Arten der Unfruchtbarkeit, Impotenz, Menstruationsprobleme, Durchfall, Verstopfung.

9. Knieschmerzen, Krampfadern, Prostataprobleme, Bettnässen, Rückenschmerzen, kalte Füße.

10. schlechte Durchblutung, Beinkrämpfe , Hämorriden, geschwollene Knöchel, Juckreiz im Enddarmbereich, Schmerzen beim Sitzen.

Kapitel 13

Das Appetitkontrollzentrum

Von Mary Ruth Swope

D r. *Mary Ruth Swope erwarb ihren ersten Bachelor of Science Degree (Bachelor der Hauwirtschaftslehre) am Winthrop College Rockwell, South Carolina. Der Mastergrad in Ernährungswissenschaften folgte dann an der University of North Carolina in Greensboro.*

Später promoviert sie zum Doktor an der Columbia University in New York City. Sieben Jahre lang unterrichte Dr. Swope an einer Highschool, danach arbeitete sie drei Jahre lang als Ernährungswissenschaftlerin für das Ohio Health Department. Im Anschluss daran begann Dr. Swopes Universitätslaufbahn. Zunächst war sie Mitglied der Fakultät für Lebensmittel und Ernährung an der Purdue University und später leitete sie die Fakultät für Lebensmittel und Ernährung an der University of Nevada.

Die letzten 18 Jahre vor ihrer Versetzung in den Ruhestand im Dezember 1980 war Dr. Swope Dekanin der Schule für Hauswirtschaftslehre an der Eastern Illinois University in Charleston, Illinois.

Mit ihrer Qualifikation in Fragen der Ernährung hat Dr. Mary Ruth Swope exzellente Beiträge zu den Healing Explosions *geleistet (wie Sie auch auf unseren Videos sehen können); sie war bei fast allen dabei. Ihr Rat ist immer ausgezeichnet und auf dem neuesten Stand.*

Dr. Swope ist Spezialistin in Sachen „Appestat", wie sie es nennt. Auf den folgenden Seiten lässt sie uns an ihrem reichen Wissen auf diesem Gebiet teilhaben.

Definition des „Appestat"

Der Appestat ist unser Appetitkontrollzentrum und befindet sich im Hypothalamus, einem Abschnitt im Zwischenhirn. Das Appetitkontrollzentrum wird reguliert durch den Blutzuckerspiegel. Sie können es mit einem Thermostat in ihrem Haus vergleichen. Wenn das Haus abkühlt, geht der Brenner der Heizung an, bis die Temperatur soweit gestiegen ist, dass der Thermostat den Brenner wieder abschaltet. Genauso funktioniert auch das Appetitkontrollzentrum – nur haben unser modernes Junk Food (ungesundes Essen) und der hohe Zuckerkonsum diesen Regler beschädigt. Gott muss ihn reparieren, indem er ihn auf die „Werkseinstellung" oder den Soll-Wert zurücksetzt. Gott gebraucht Sie dazu, indem Sie Ihre Hände auflegen und den Befehl erteilen.

Geistliche Aspekte bei dem Problem der Fettleibigkeit

Übergewichtige Menschen werden oft durch folgendes gequält oder drangsaliert:

1. Sucht nach Zucker, Fetten, Salz und minderwertiger Nahrung (Junk Food) etc.
2. Völlerei
3. Koffein
4. Verlangen nach ungesunden Getränken (Bier, Champagner, Kognak, Limonaden, Whisky, Wein usw.)
5. Verlangen nach ungesundem Essen (Schweinefleisch, Garnelen, Wels usw.)
6. Krankhafter Hunger – der Hunger tritt kurz nach einer Mahlzeit auf; das Ergebnis ist Bulimie (Fress-Brech-Sucht)
7. Ererbte Bindungen
8. Täuschung durch Überernährung (Fress-Gelüste)
9. Ängstlichkeit, Unsicherheit
10. Angst, nicht genug zu essen zu bekommen, obwohl reichlich vorhanden ist.

Gott hat versprochen, Sie zu leiten, sogar in den Einzelheiten ihrer Situationen. Er weiß, was Sie tun und sagen müssen – Sie vielleicht nicht! Vertrauen Sie ihm, dass er für Sie eintritt und für die Menschen, die Befreiung und Heilung benötigen.

Wenn Sie für Menschen beten, legen Sie ihnen eine Hand auf die Stirn. Gott wird der Ernährungsberater für diese Personen sein und ihnen zeigen, was sie essen sollen und was nicht. Legen Sie die andere Hand auf das Appetitkontrollzentrum an der Schädelbasis – Gott wird den außer Kontrolle geratenen „Appestat" wieder in die Grundeinstellung zurücksetzen. Sie werden Gott durch ein reguliertes und im gesunden Rahmen gehaltenes Körpergewicht verherrlichen, wenn sie ihm gehorsam sind.

Vor Ihren Augen werden Wunder über Wunder geschehen. Gottes Geist wird auf erstaunliche und wunderbare Weise wirken.

Beten Sie häufig für übergewichtige oder fettleibige Menschen. Sie brauchen Heilung, und ich sage Ihnen auch, warum. Die Heilung des Appetits unterscheidet sich in nichts von der Heilung einer Kniescheibe oder irgendeines anderen Körperteils, der nicht funktioniert. Jede Art Erkrankung, auch wenn sie noch so unbedeutend oder gering zu sein scheint, kann den ganzen Menschen beeinträchtigen und ihm schaden. Der Appetit ist da keine Ausnahme.

Die göttliche Heilung des Appetitkontrollzentrums wird Normalität in die Ernährungsweise bringen. Wenn das Essverhalten wieder in Ordnung kommt, wird der Körper weitgehend von selbst gesund.

Körperliche Überernährung geht oft mit geistlicher und seelischer Unterernährung einher. Die Menschen werden fett und aufgedunsen und vergessen oft ihren Gott, genau wie damals die Israeliten! Dieses Problem kann die Wissenschaft nicht lösen. Aber Gott kann es! Jesus wird die Gefangenen durch das Auflegen der Hände befreien.

Der Teufel hat einen listigen Plan, um die Gesundheit, den Wohlstand und das Glück der Menschen zu zerstören. Dazu manipuliert er unsere Ernährungsgewohnheiten. Leider gibt es kaum Christen, die das verstehen; deshalb haben so viele von ihnen Probleme mit Überernährung und Übergewicht. Millionen steuern auf das Krankenbett zu und geben viel Geld aus für Medikamente und ärztliche Behandlung. Sie halten nicht inne, um darüber nachzudenken, was das für Auswirkungen auf die „Armee Gottes" hat und wie sie in der Endzeit mit genügend „Soldaten" ausgerüstet ist.

Betrachten Sie Übergewicht und Fettleibigkeit als Mörder. Völlerei verstümmelt! Millionen können diese Tatsache bezeugen. Die Folgen exzessiver Nahrungsaufnahme sind ganz bestimmte Krankheiten, die Körper, Seele und Geist zerstören. Betrachten Sie sich selbst als einen Teil der Antwort auf dieses Problem.

Wenn Sie für jemanden mit Übergewicht oder Fettleibigkeit beten, verurteilen Sie diese Menschen nicht. Reden Sie mit der Person und bitten Sie sie, mit Ihnen zu beten.

Vorschlag für das Gebet

Im Namen Jesu spreche ich zu meinem Körper. Ich befehle meinen Gedanken, sich auf gute Ernährung auszurichten. Ich binde jeden Geist der Lust nach Zucker, Fett, Schweinefleisch, Blut, zu viel Fleisch, minderwertiger Nahrung und allem anderen ungesundem Essen.

Ich spreche zu meinem Körper und befehle im Namen Jesu meinem Stoffwechsel, vollkommen normal zu werden. Verdauungsorgane, ich befehle euch so zu arbeiten, wie Gott das vorgesehen hat, im Namen Jesu.

Ich spreche zu meinem Appetitkontrollzentrum und befehle ihm im Namen Jesu, vollständig geheilt zu werden. Ich werde keinen Heißhunger mehr haben und auch nicht mehr der Versuchung durch Fressorgien erliegen.

Ich sage dir, Appetit, du wirst lernen, gesunde Nahrungsmittel zu mögen und sie bereitwillig und ohne zu murren zu essen – zur Ehre Gottes und seinem Königreich zuliebe, im Namen Jesu.

Amen

„Denn Gott wirkt in euch und hilft euch, ihm zu gehorchen, und dann hilft er euch, zu tun, was er möchte" (Philipper

2,13; *wörtlich übersetzt aus der englischen „The Living Bible").*

Zucker – unser Verderben

Ein bekannter Arzt hat gesagt: „Zucker ist die größte Geißel (eine Peitsche, die schweren Schaden zufügt), die die Menschheit je unter der Bezeichnung Lebensmittel heimgesucht hat." Er ist der Überzeugung, Zucker sollte als Gift verboten werden, weil er genau das ist. Er hat unseren Appetit pervertiert und unsere inneren Organe ruiniert. Zucker liefert die optimale Nahrung für Krebs, Herzprobleme, Diabetes, Knochenerweichung, Bauchspeicheldrüsenentzündung, Erkrankungen von Nieren und Leber, verklebte Blutplättchen und Zahnkaries. Zucker erhöht ebenfalls unser Verlangen nach Kaffee und Alkohol. Dieser Arzt meint auch, wenn man weißen Zucker mit Dextrose oder irgendeiner anderen Zuckerart ersetzt, könnte man genauso gut anstelle einer Klapperschlange eine Kobra mit ins Bett nehmen!

Endokrinologen stimmen darin überein, dass Zucker das von Gott geschaffene Gleichgewicht zwischen den Drüsen und dem Nervensystem zerstören. Diese Drüsen produzieren Hormone und geben sie an das Blut oder die Lymphe ab, die es dann zu den Zellen im ganzen Körper transportieren.

Zucker stört das Gleichgewicht und verursacht eine Überproduktion an Hormonen, vergleichbar mit der Wirkung von Drogen und künstlichen Hormonen. Außerdem macht Zucker süchtig.

Eine der schlimmsten Wirkungen des Zuckers ist, dass er das Appetitkontrollzentrum völlig durcheinanderbringt. Abgesehen von Kalorien hat Zucker keinerlei Nährwert, deshalb bekommen die Zellen nicht die Vitamine, Mineralstoffe, Enzyme, Eiweiße usw., die sie brauchen.

Wenn Sie ihrem Körper Zucker zuführen, gehen die „Zuckerdrüsen" ans Werk. Sie sagen Ihnen, dass Sie mehr essen müssen, damit Ihre Zellen an die fehlenden Nährstoffe kommen, die sie ja brauchen. Ihre Bauchspeicheldrüse muss härter arbeiten, um mehr Insulin zur Verfügung zu stellen. Weil sie nicht mehr

schnell genug „herunterfahren" kann, sagt ihre Bauchspeicheldrüse dem Gehirn, dass Sie mehr Zucker essen müssen, um nicht
wegen Unterzuckerung ins Koma zu fallen. Damit ist der Schaden
doppelt groß: Sie essen mehr ungesunde Lebensmittel, und Ihre
Drüsen hören nicht auf, mehr Nährstoffe anzufordern!

Eine kürzlich erfolgte Studie hat gezeigt: Wer täglich 1.800 Kalorien in Form von süßem Essen zu sich nimmt, dessen Cholesterinspiegel steigt innerhalb von zwei Wochen um bis zu 40 Prozent.
Das Erschreckendste aber war, dass alle Teilnehmer Zucker im
Urin hatten.

Ein Arzt drückte es so aus: „Das wird wohl das Schicksal der
Menschen im 21. Jahrhundert sein: Ihre Drüsen werden von Geburt an geschädigt sein. Herzerkrankungen werden zunehmen,
auch von Geburt an; schon jetzt kommen Kinder mit verstopften
Blutgefäßen zur Welt, davon sind besonders männliche Neugebo-
rene betroffen."

Wer rettet uns vor diesem Desaster?

Ernährungsberater? Nein. Die empfehlen gleich nach einer Operation schon Wackelpudding mit mehr als 60 Prozent Zucker
drin.

Hauswirtschaftslehrer/Innen? Nein. Die bringen der Jugend
immer noch bei, wie man die fettesten, süßesten Kekse, Torten
und Desserts herstellt, die man sich nur vorstellen kann.

Lebensmittelhersteller? Nein, Zucker ist billig und Süßes ver-
kauft sich gut. Also werden sie immer etwas Neues ausdenken,
um uns noch mehr Zucker unterzuschieben. Gefüllte, mit Zucker-
guss überzogene und in Fett gebackene Donuts bezeugen das!

Ein bekannter Arzt sagt, wir „fressen" uns zu Tode. Der Teufel
liebt das! Gott hasst das! Gott wollte nie, dass die Menschheit sich
durch schlechte Ernährung selbst umbringt.

Gottes Lösung im Gegensatz zu Satans Fälschung

<u>Gottes Lösung: Honig</u>	<u>Satans Fälschung: Zucker</u>
„Iss Honig, mein Sohn, denn er ist gut, und Honigseim ist süß für deinen Gaumen" (Sprüche 24,13).	*„Was soll mir der Weihrauch von Saba und das köstliche Gewürzrohr aus fernem Land" (Jeremia 6,20).*
„Zu viel Honig essen ist nicht gut, und das Suchen von Ehre bleibt ohne Ehre" (Sprüche 25,27; Elberfelder Bibel)	

1. Honig enthält mindestens 15 verschiedene Nährstoffe; ein ausgezeichnetes Nahrungsmittel.

2. Roher Honig fördert aufgrund seines Enzymgehalts die Verdauung.

3. In Maßen genossen ist Honig für das Immunsystem unschädlich.

4. Honig ist ein natürliches Antibiotikum.

5. Honig befriedigt den Appetit, ohne das Verlangen nach wertvoller Nahrung zu schmälern.

6. Mäßig genossen bewirkt Honig keine Gewichtszunahme.

1. Zucker enthält keine Nährstoffe. Ein *Gift*. Kein Nahrungsmittel.

2. Zucker verursacht im Magen Gärung und Fäulnis und behindert die Verdauung.

3. Zucker schadet dem Immunsystem sehr und begünstigt viele Krankheiten.

4. Zucker verursacht Gärung, was zu Bakterienwachstum und vielen Krankheiten führt.

5. Zucker verursacht Fress-Sucht und Verlangen nach mehr Süßem.

6. Zucker ist eine der Hauptursachen von Übergewicht.

7. Honig wird langsam und optimal ins Blut aufgenommen (2 Kalorien/min).

7. Zucker ruft einen Jo-Jo-Effekt hervor.

8. Mäßig genossen, ist Honig unschädlich für die Gelenke.

8. Zucker trägt zu Arthritis bei.

9. Honig unterstützt Alkoholiker in der Rekonvaleszenz.

9. Übermäßiger Zuckergenuss trägt zu Alkoholismus bei.

10. Honig befriedigt emotional und psychologisch.

10. Zucker verursacht mentale und nervöse Störungen, sowie Stress.

11. Honig greift die Knochenstruktur nicht an.

11. Zucker entzieht den Knochen Kalzium, was zu Osteoporose führt.

12. Honig führt nicht zu Herzerkrankungen, Herzinfarkten, Hirnschlägen oder Bluthochdruck.

12. Zucker verursacht Herzerkrankungen und Bluthochdruck.

13. Honig verursacht keine Sehstörungen.

13. Zucker schwächt die Sehkraft, trübt die Sicht und kann Doppelsichtigkeit verursachen (Deine Augen sind, was Du isst).

Fazit

Zucker gefährdet Ihre Gesundheit und verkürzt oft auch die Lebenszeit.

Kapitel 14

Heilung der Augen

Von Dr. Burton J. Dupuy jr.

*D*r. Burton J. Dupuy jr. ist Augenoptiker und kommt aus Natchitoches, Louisiana. Er besuchte unser Heilungs-Seminar in New Orleans und gab uns dort wertvolle Informationen. Dadurch erlebten wir mehr Augenheilungen als in allen unseren bisherigen Healing Explosions zusammengenommen. Die Erfolge dauern an und deshalb wollen wir diese Information an Sie weitergeben.

Grüner und Grauer Star (Glaukom und Katarakt) gehören zu den häufigsten Augenkrankheiten.

Manche sagen, diese Augenprobleme seien erblich. Sie können also fragen, ob diese Krankheiten in der Familie vorkommen. Aber das muss nicht sein, sie sind nicht in jedem Fall ererbt.

Ich glaube, dass der Graue Star vor allem eine Folge von schlechter Durchblutung ist. Wir sind nicht ganz sicher, was den Grauen Star verursacht, aber wir sind sicher, dass Sauerstoffmangel in der Linse des Auges Grauen Star nach sich zieht. Manchmal tritt er inForm von Flecken auf, manchmal als Streifen oder wie eine Staubschicht, manchmal ist er nur milchig – es gibt viele Arten von Grauem Star. Beten Sie, dass der Fleck in dem Auge verschwindet. Gebieten Sie dem Geist der Vererbung, auszufahren.

Ein Katarakt ist keine Wucherung. Die Linse des Auges, wo sich der Graue bildet, hat die Form eines Vergrößerungsglases. In der Mitte ist sie dick und am Rand dünn. Ähnlich einer Zwiebel besteht die Linse aus vielen Hautschichten. Wenn diese Schichten auszutrocknen beginnen, entsteht ein Fleck. Wenn Licht auf das Auge fällt und wir in das Auge schauen, sehen wir dort einen schwarzen Punkt. Das ist weder eine Wucherung noch etwas krebsartiges, sondern lediglich eine Veränderung oder vertrocknetes Gewebe. Beten Sie, dass das Gewebe sich normalisiert und das Auge wieder vollständig mit Blut versorgt wird.

Glaukom (Grüner Star) ist eine Erhöhung des Augendrucks. Im gesunden Auge wird die Augenflüssigkeit ständig erneuert und abgeführt. Im Randbereich der Iris, wo die Flüssigkeit das Auge verlässt, sind die Kanäle eng und wenn sie verstopfen, kann die Augenflüssigkeit nicht mehr so gut abfließen. Der Augendruck steigt, ähnlich wie wenn ein Luftballon aufgeblasen wird. Befehlen Sie im Namen Jesu den Kanälen, sich zu öffnen, befehlen Sie dem Geist der Vererbung, herauszukommen und befehlen Sie dem Druck, nachzulassen und auf den normalen Wert zurückzugehen.

Kapitel 15

Der Unterschied zwischen einem Wunder und einer Heilung

Von Frances

Wir alle wünschen uns, dass wir Kranken die Hände auflegen und sie augenblicklich gesund werden. Wir lieben es, wenn wir einem Parkinson-Patienten die Hände auflegen, im Namen Jesu einen Befehl geben und das Schütteln hört sofort auf. Neulich haben wir dieses großartige Wunder erlebt.

Eine Dame stand in der falschen Schlange, und Charles legte ihr die Hände auf für Heilung von Diabetes. Als sie unter der Kraft fiel, sagte ich: „Charles, nein, das ist nicht Diabetes; diese Frau hat Parkinson." Als sie so auf dem Boden lag, befahlen wir den elektrischen und chemischen Frequenzen, wie wir es in Kapitel 7 beschrieben haben. Die Dame schaute uns an und sagte: „Ich bin geheilt. Das Schütteln hat aufgehört." Sie stand vom Boden auf und streckte ihre Arme in die Luft. Zuvor hatte sie heftig geschüttelt, und jetzt war nicht einmal mehr ein leises Zittern zu bemerken!

Der ganze Saal stand auf und gab Jesus stehenden Applaus, denn es war die erste Heilung an diesem Abend. Das war wirklich etwas sehr Besonderes! Wie sehr wünschen wir uns alle, dass es immer so wäre!

Neulich kam eine Dame zu unserer Veranstaltung und teilte mit, sie habe vor 36 Jahren einen Autounfall gehabt. Und seit dieser langen Zeit litt sie Tag und Nacht an qualvollen Schmerzen, ohne Linderung bekommen zu können. Sie erzählte, dass sie in diesen 36 Jahren kaum geschlafen habe, so stark waren die Schmerzen. Die Frau war bei Medizinern und Chiropraktikern gewesen, hatte alles Erdenkliche ausprobiert, und sagte nun: „Ich habe 36 Jahre lang nicht gelebt. Ich habe nur existiert." Ihrem Gesicht war anzusehen, welche Schmerzen sie durchlitten hatte.

Wir gaben einen einfachen Befehl, und wie sehr wünschen wir, eine Kamera wäre vor Ort gewesen, um den Ausdruck auf ihrem Gesicht einzufangen! Die Dame stellte völlig schockiert fest, dass in einem Augenblick (so schnell geschah es) der Schmerz vollständig verschwunden war. Sie beugte sich nach vorne, sie rannte, sie ging die Treppe rauf und runter; sie machte alles, was man sich nur vorstellen konnte, und es gab keine Spur von Schmerz mehr in ihrem Körper!

Das ist die Art von Heilung, die wir uns immer wünschen. Lassen Sie sich nicht entmutigen, wenn Sie das nicht erleben; aber seien Sie begeistert, wenn es geschieht.

Ein kleiner Junge mit Gelenkrheumatismus besuchte unseren Gottesdienst. Er war neun Jahre alt, und seine Eltern sagten, er hätte noch nie einen schmerzfreien Tag gehabt. Für ein Kind ist das wirklich schlimm, denn es kann auch nicht mit anderen Kindern spielen. Aber der Glaube der Eltern war groß, und sie brachten ihren Sohn über Hunderte von Kilometern zum Gottesdienst. Auch dieser Junge wurde schnell geheilt. Bei Kindern geht das leicht, weil ihr Glaube so simpel ist. Wir gaben den Befehl, den wir bei Gelenkrheumatismus immer anwenden, und plötzlich schaute er auf und sagte in seinem einfachen, kindlichen Glauben: „Mir tut überhaupt nichts mehr weh."

Sofort begann er, seine Knie und Füße und Hände abzutasten. Er schaute mich an und sagte: „Ich habe nichts mehr. Mir tut überhaupt nichts mehr weh, nirgends!" Damit drehte er sich um und rannte den Gang entlang zu seiner Mutter zurück, um ihr zu sagen, dass aller Schmerz fort war.

Wenn so etwas geschieht, sind natürlich alle begeistert: die Person, der gedient wurde; die Person, die gedient hat, sowie die ganze Versammlung, die alles miterlebt hat! Wir sehnen uns danach, dass alle Heilungen auf diese Weise geschehen, und wir glauben, dass das eines Tages so sein wird! Eine sofortige Heilung ist eine Wunderheilung.

Aber es gibt noch eine andere wunderbare Art der Heilung, die nach und nach geschieht. Viele Menschen, die zum Heilungsgebet kommen, beten, hoffen und erwarten, dass sie augenblicklich geheilt werden. Aber was, wenn sie nicht sofort geheilt sind?

Lassen Sie nicht zu, dass der Teufel ihnen ihre Heilung stiehlt! Die Kraft Gottes ist in die Person hineingekommen, für die gebetet wurde, und sie wird weiter in ihr wirken! Wenn keine sofortige Heilung erfolgt ist, machen viele Menschen einen Fehler. Sie gehen zu ihrem Platz zurück und sagen sich: „Ich bin nicht geheilt worden." Damit erlauben sie dem Teufel, das zu stehlen, was an ihnen geschehen ist. Hören Sie nicht hin, wenn der Teufel so etwas zu Ihnen sagt. Wenn wir Kranken die Hände auflegen, müssen wir sie gleichzeitig ermutigen, fest zu bleiben im Glauben an ihre Heilung.

Es gab viele pro und contra Kommentare zu der Lehre von Leuten aus der Bewegung „Wort des Glaubens", die sagen: Um geheilt zu werden, musst du nur bekennen „Durch Jesu Wunden bin ich geheilt", und du wirst geheilt sein. Bei vielen Menschen hat das auch funktioniert. Wir möchten Sie auch nicht entmutigen, sich auf das Wort Gottes zu stellen. Unser Pastor John Osteen hat seine Gemeinde eine wichtige Wahrheit gelehrt, die wir in solchen Situationen für sehr hilfreich halten.

Im Römer 4,17 lesen wir, dass wir das ins Dasein rufen können, was nicht ist, als sei es. Pastor John aber sagte: „Du kannst nicht Vorhandenes rufen, dass es nicht sei." Anders ausgedrückt: Wenn Sie Krebs haben, können Sie sich nicht hinstellen und sagen: „Ich habe keinen Krebs in meinem Körper." Für Ihre Heilung ist alles vorbereitet, aber Sie sind erst dann geheilt, wenn Sie geheilt sind. Man kann nicht einfach leugnen, dass man Krebs hat.

An diesem Punkt wollen wir Ihnen etwas sagen, dass uns am Herzen liegt. Es kommt ab und zu vor, dass man um Heilung betet, aber nicht geheilt wird; vielmehr verschlechtert sich der Zustand und man muss etwas unternehmen. Seien Sie darüber nicht verärgert.

Vor einigen Jahren musste ich mir in meinem rechten Bein ein künstliches Kniegelenk einsetzen lassen. Bis zur letzten Minute glaubte ich, dass Gott mir eine neue Kniescheibe geben würde, und noch auf dem Weg zum OP bestand ich auf einer nochmaligen Röntgenaufnahme. Aber Gott hatte keine neue Kniescheibe eingesetzt.

Was hätte ich denn tun sollen? Ich hatte für meine Heilung geglaubt, sie aber nicht bekommen. In meinem Körper habe ich mehr neue Teile als Originalteile, aber das Knie gehörte nicht dazu. Aber ich wollte auch nicht den Rest meines Lebens als Krüppel durch die Gegend humpeln, deshalb sagte ich einfach: „Danke, Jesus", und wir baten Gott, die Hand des Chirurgen zu lenken. Ich sagte nicht: „Ich habe ein neues Knie erhalten". Ich schätze mal, ich hätte das sagen können, denn bis dahin hatten beim Gehen die Knochen aufeinander gerieben, und das tat wirklich weh. Aber nachdem das neue Kniegelenk eingesetzt war, verschwand der Schmerz vollständig. Ich hatte wirklich ein neues Knie bekommen, aber anders als erwartet.

„Aber Frances, schämst du dich denn nicht zu sagen, dass du dir ein künstliches Knie einsetzen lassen musstest?" Nein! Gott kann jedes Durcheinander nehmen und ein Wunder daraus machen. Der Arzt, der mich operierte, nahm Jesus als seinen Herrn und Retter an. Als sich herumsprach, dass ich im Krankenhaus war, kamen Menschen zu mir ins Zimmer, und wir konnten ihnen mit Heilung dienen. Wir durften sogar im Wartezimmer unsere *How to Heal the Sick*-Videos abspielen. Halleluja!

Wenn Sie sich also einer Operation unterziehen müssen, erhalten Sie Ihre Heilung auch, so oder so. Nun könnten Sie sagen: „Nun ja, Sie wurden nicht geheilt, weil Sie nicht genug Glauben hatten."

Ich weiß nicht, warum Gott auf die Weise handelt, wie er es tut; fragen Sie ihn doch selbst. Ich habe keine Ahnung, warum ich kein neues Knie bekam. Ich weiß aber auch nicht, warum ich übernatürlich ein neues Herz bekommen habe.

Ich möchte Heilung einmal folgendermaßen erklären. Die meisten von uns haben eine Zentralheizung mit Thermostat. Manchmal möchten wir es etwas kühler im Haus, und manchmal brauchen wir es ein wenig wärmer. Wenn der Thermostat auf 16° C eingestellt ist, es aber draußen schneit und sie aus der Kälte ins Haus kommen, haben Sie das Gefühl, das ganze Haus ist kalt. Was machen Sie dann als Erstes? Sie gehen zum Thermostat und drehen ihn hoch. Und was tun Sie danach? Wenn die Temperatur im Haus nicht augenblicklich auf 22°C ansteigt, geben Sie dann dem

Thermostat einen Tritt und sagen dazu: „Es funktioniert nicht. Dann kann ich es auch ganz kaputt machen"?

Nein, das tun Sie ganz sicher nicht. Sie geben sich damit zufrieden zu warten, bis die Temperatur angestiegen ist. Wir wissen doch alle, dass es ein wenig Zeit braucht, einen Raum um vier Grad zu erwärmen. Was tun wir also? Wir warten geduldig.

Das Gleiche gilt für Heilung. Manchmal wird man sofort geheilt, ein anderes Mal muss man warten. Mitunter geschehen Heilungen innerhalb von vierundzwanzig Stunden. Manchmal dauert es auch einen Monat oder zwei, bis die Heilung vollständig ist. Aber wir empfehlen den Menschen immer, Jesus anhaltend zu danken, während ihre Heilung Fortschritte macht. Lassen Sie nicht zu, dass der Teufel Raum bekommt und Ihnen durch Zweifel und Unglauben Ihre Heilung raubt. Vielmehr danken Sie Gott immerzu und sagen: „Danke, Jesus! Ich weiß, dass meine Heilung auf dem Weg ist."

An Ihrer Stelle würde ich jetzt sofort meinen Thermostat auf 22 Grad hochdrehen für alles, was in Ihrem Körper nicht in Ordnung ist. Vielleicht sind Sie gerade auf zehn oder auf fünf Grad, dann mag es eine Weile dauern, bis Sie auf 22 Grad kommen, aber vergessen Sie nicht: Sie sind auf dem richtigen Weg.

Wenn jemand gegen Krebs ankämpft, sollte er unbedingt das Buch *Geheilt von Krebs* von Dodie Osteen lesen[1]. Hier ein Auszug daraus:

„Am Donnerstag, den 10. Dezember 1981, besuchte mich John im Krankenhaus. Der Arzt empfing ihn in der Halle mit der niederschmetternden Nachricht: „Pastor, Ihre Frau leidet an Leberkrebs, und es haben sich bereits Metastasen gebildet. Mit oder ohne Chemotherapie hat sie nur noch wenige Wochen zu leben. Wir können sie zwar behandeln; aber das wird ihr Leben kaum verlängern."

„Wir können den ursprünglichen Tumor nicht finden", erklärte er. „Wir wissen nicht, wo er sich befindet. Das hat uns wirklich sehr verblüfft, denn normalerweise zeigt ein

---

[1] Dodie Osteen, *Von Krebs geheilt*, AGAPE 1996, ISBN 3-900658-35-8, S. 16–17.

Muttertumor den Ursprung des Krebses an und breitet sich dann in der Leber, den Nieren oder anderswo aus, aber wir können nichts finden. Wenn Sie zustimmen, möchten wir eine Explorationsoperation oder eine Koloscopie [Darmspiegelung] durchführen, um den Tumor zu lokalisieren."

Mein Mann konnte es einfach nicht glauben, und schließlich meinte er: „Herr Doktor, ich werde meine Frau mit nach Hause nehmen. Wir werden beten und Gott suchen, und danach werden wir entscheiden, was zu tun ist. Wir glauben an Wunder, und wir glauben an den ‚Wunderwirker'."

Der Arzt antwortete: „Pastor, Sie werden hier wirklich ein Wunder brauchen."

Noch am selben Tag ging Dodie nach Hause, um nie wieder ins Krankenhaus zurückzukehren. Am nächsten Tag salbte John sie mit Öl. Als sie beide in ihrem Schlafzimmer vor Gott auf dem Angesicht lagen, nahm John Autorität über jede Krankheit und über alle Krebszellen in Dodies Körper.

Dodie sagte: „Für mich begann an diesem Tag meine Heilung." Fünf Jahre lang kämpfte Dodie gegen die Symptome und die Attacken des Teufels – fünf lange Jahre, aber ihr Glaube wankte nie. Auch wenn es kein sofortiges Wunder war, hatte es doch an dem Tag begonnen, an dem sie und John einen Bund geschlossen, dass ihre Heilung eingesetzt hatte. Heute, viele Jahre später, ist Dodie eine wunderschöne Frau und ein Bild der Gesundheit.

Eine meiner Lieblingsgeschichten von Dodie Osteens Heilung ist diese:

Während meiner Krankheitszeit betrachtete ich immer wieder zwei Fotos von mir, die mich bei strahlender Gesundheit zeigten. Auf dem einen Bild bin ich im Hochzeitskleid und auf dem anderen reite ich auf einem Pferd. Sie stärkten meinen Glauben und halfen mir, eine positive Haltung beizubehalten – ganz besonders dann, wenn ich mich ernsthaft krank fühlte.

Immer wieder schaute ich diese Bilder an und sagte: „Danke, Vater, dass Du meine Gesundheit wiederherstellst und mich von meinen Wunden heilst. Ich danke Dir, dass es mir so gut gehen wird wie mit 25 an meinem Hochzeitstag. Es wird mir wieder so gut gehen wie damals, als ich 25 war und auf diesem Pferd saß. Ich danke Dir, Vater, dass Du mich wieder gesund machst."

Als es mir wieder besser ging, sagte ich: „Vater, danke, dass Du meine Gesundheit wiederhergestellt hast." Das wiederhole ich oft, und ich sage es auch jetzt!

Das war ein Wunder Gottes, ganz gleich, wie Sie das sehen!

Lassen Sie sich nicht entmutigen, wenn nicht sofort ein Wunder geschieht. Manche Wunder geschehen in dem Augenblick, in dem Sie Kranken die Hände auflegen, andere Heilungen brauchen ihre Zeit. Sagen Sie der Person, der Sie dienen, Gottes Heilungskraft sei in sie hineingekommen, als Sie ihr die Hände auflegten. Tun Sie alles, was Sie können, um Menschen vor Entmutigung zu bewahren. Jeder Satz, den Sie aussprechen, sollte den Glauben des anderen und Ihren eigenen Glauben aufbauen.

Wir legen Kranken nicht die Hände auf, wenn wir uns danach fühlen. Wir legen Kranken die Hände auf, wann immer wir die Gelegenheit dazu haben! Einige der großartigsten Heilungen haben wir erlebt, als wir selbst krank oder total erschöpft waren. Warten Sie nicht auf ein Gefühl – tun Sie es jetzt!

Wenn Gott Ihnen eine Tür öffnet, gehen Sie hindurch. Auf der anderen Seite hat er immer etwas Besonderes für Sie vorbereitet. Umsonst haben Sie es empfangen; nun geben Sie es auch freigebig weiter!

Wenn sich eine Gelegenheit abzeichnet, jemandem die Hände aufzulegen, nehmen Sie sie wahr – gleichgültig, ob Sie sich nun danach fühlen oder nicht. Auch Sie werden Wunder erleben!

Kapitel 16

Gottes Ersatzteillager

Von Frances

Gott hat ein Lager mit Ersatzteilen! Gott hat Sie geschaffen, und er ist weit cleverer als alle Fahrzeughersteller, die doch für alle Autos aus ihrer Produktion Ersatzteile auf Lager haben. Gott hat Ersatzteile auch für Sie.

Eines Tages hörte eine junge Frau mich über Gottes Lager mit Ersatzteilen reden und sie dachte: „Naja, ich weiß nicht, ob ich das glauben soll." Als junges Mädchen hatte sie rheumatisches Fieber gehabt, und ihr Herz hatte dadurch einen Schaden davongetragen. Das war nun 22 Jahre her. Sie sagte: „Gott, kannst Du mich einfach mal ein himmlisches Ersatzteillager sehen lassen, damit ich weiß, dass du wirklich Ersatzteile hast?"

Wenn wir alle uns dieses Lager vorstellen würden, hätte jeder eine andere Vorstellung von diesem Ersatzteillager in Gottes himmlischem Warenhaus. Vielleicht sind Sie Automechaniker; dann würden Sie Regale sehen wie in einem Autozubehör-Laden: Jede Kleinigkeit hat ihren ganz bestimmten Platz. Ich habe mir das himmlische Ersatzteillager immer wie die Tiefkühl-Fleischtheke im Supermarkt oder den Kühlraum in der Fleischerei vorgestellt, wo die verschiedenen Stücke an Haken herabhängen. Ich habe dort Herzen hängen sehen und alle Arten von Ersatzteilen. Aber diese junge Frau sagte: „Gott, lass mich sehen, wie solch ein Ersatzteillager aussieht."

Später sagte sie, immer noch voller Staunen: „Ich weiß immer noch nicht, ob das ein Traum war oder eine Vision oder was auch immer, aber plötzlich sah ich einen Strom von Wasser, klar wie Kristall, der aus dem Thronraum Gottes herausfloss. Er war so kalt und er war so klar und überall hüpften kleine Teile hoch und nieder. Ich schaute näher hin, und es waren Herzen! Alles Herzen, und sie waren in diesem kalten, klaren Wasser!" Fasziniert schaute sie all diesen Herzen zu, die da vorüberschwammen, und plötzlich kam eines, auf dem ihr Name Susan stand. Sie sagte: „Das nehme ich!" Und als sie nach dem Herzen mit dem Namen Susan griff, wurde sie durch die Kraft Gottes augenblicklich geheilt!

Es ist wie bei der Runderneuerung eines Autoreifens. Man kann sie überall auf den Straßen finden. Besorgen Sie sich ein neues Teil – kein runderneuertes. Charles und ich bitten nie um eine Reparatur von Menschen. Wenn etwas abgenutzt und verbraucht ist, bitten wir immer um ein neues Teil. In Mexiko erhielt ich an meinem Geburtstag ein interessantes Fax vom Präsidenten der *Channel 40 TV Station* in Pittsburgh: „Frances, da Dein Herz noch keine 25 Jahre alt ist, Deine Schilddrüse 30 Jahre alt ist, Deine Bauchspeicheldrüse zwölf und Dein Kreislaufsystem acht Jahre alt sind: Wie viel von der ursprünglichen Frances Hunter ist noch da, der ich jetzt zum Geburtstag gratulieren kann?" Halleluja!

Alle neuen Teile, die Gott mir gegeben hat, wurden von Ärzten durch Untersuchungen vorher und nachher bestätigt.

Ich habe zu Charles gesagt: „Wenn ich einmal sterbe, wird das ganz schön kompliziert, denn alle meine Teile sind unterschiedlich alt." Manche meiner Organe sind sehr jung, andere sind schon ein wenig alt, und manche sind noch original. Zögern Sie nicht, Gott um ein Ersatzteil zu bitten. Gott hat genug für jeden!

Das Wort Gottes sagt uns, dass wir Dinge in Existenz rufen können, die nicht sind, als wären sie da. Wir haben schon Erstaunliches erlebt, wenn wir neue Herzen, neue Lebern, neue Mägen und viele andere Teile ins Dasein gerufen haben. Wenn Sie für Kranke beten, vergessen Sie nicht: Sie haben dabei wirklich nichts zu verlieren, denn nichts, was Sie tun, wird ihren Zustand verschlechtern können. Ihr Zustand kann sich nur verbessern oder sie werden vollständig geheilt.

Viele, viele Menschen sind über die Jahre zu uns gekommen und haben so etwas Ähnliches gesagt wie „Vor 15 Jahren haben Sie mir die Hände für ein neues Herz aufgelegt. Ich bekam ein neues Herz und hatte seitdem nie mehr Herzprobleme!"

Diese Art von Heilungen können Sie nicht sofort feststellen, denn wir können ja nicht in den anderen hineinsehen, ob er gerade ein neues Herz empfangen hat oder nicht – oder eine neue Leber oder irgendein anderes Organ. Aber die Zeit wird es zeigen. Es ist solch eine Freude für uns, wenn wie neulich Menschen zu uns kommen und sagen: „Vor 26 Jahren legten Sie mir die Hände auf für eine neue Leber. Ich hatte Krebs im Endstadium und meine Leber war extrem vergrößert, aber Sie haben mir die Hände aufgelegt. Innerhalb von zwei Monaten war der Krebs total verschwunden und die Leber war wieder völlig normal."

Welcher Jubel war da in meinem Herzen, denn es beweist, dass Gottes Heilungen Bestand haben. Viele neigen dazu zu glauben, dass Menschen in Heilungsgottesdiensten einfach nur „aufgeputscht" werden und die Heilung wieder verschwindet, sobald sie zu Hause sind. Dies ist nicht wahr! Gottes Heilungen haben Bestand, es sei denn, wir holen die Krankheit durch Zweifel oder Unglauben wieder zurück. Sie werden einer Röntgen- oder Blutuntersuchung standhalten!

Versuchen Sie es. Vielleicht brauchen auch Sie Ersatzteile. Rufen Sie diese ins Dasein und sehen Sie, was geschieht. Sie werden begeistert sein, besonders wenn der erste Arzt dann sagt: „Ich verstehe nicht, was da geschehen ist, aber Sie haben ein neues Herz!"

Vergessen Sie nicht: Wenn Charles und Frances das tun können, können Sie es auch! Also können Sie auch im Namen Jesu Ersatzteile ins Dasein rufen.

Gebrauchen Sie diesen Befehl: „Im Namen Jesu befehle ich ein schöpferisches Wunder. Ich rufe ins Dasein (benennen Sie das Ersatzteil, das Sie benötigen), das nicht ist, als wäre es da" (siehe Römer 4,17).

Kapitel 17

Es funktioniert überall

Von Frances

Es spielt keine Rolle, welche Sprache Sie sprechen, sei es nun Englisch, Spanisch, Russisch, Koreanisch oder irgendeine andere Sprache: Das Wort Gottes funktioniert überall. Es funktioniert nicht nur teilweise; es funktioniert generell, ob Sie nun über Heilung und Gesundheit sprechen, über Wohlstand oder über den Frieden des Herzens und der Sinne. Das Wort Gottes funktioniert in jeder Sprache der Welt!

Am 1. Januar 1996 rief mich jemand aus Acapulco (Mexiko) an: „Frances, hättest du Lust, deinen 80. Geburtstag mit einer *Healing Explosion* in Acapulco zu feiern?" Der Heilige Geist beflügelte mich, und ich antwortete sofort: „Ja, ich würde gerne meinen Geburtstag auf diese Weise feiern!" So begann eine der unglaublichsten *Healing Explosions*, die wir jemals erlebt haben. Schon die erste Trainingseinheit war eine große Überraschung, denn es waren so viele gekommen, dass wir sie unter freiem Himmel in einem Amphitheater abhalten mussten. Wir hatten um die achthundert, vielleicht auch neunhundert Teilnehmer erwartet, aber schon bei der ersten Trainingseinheit kamen über 2.400 Teilnehmer. Wir haben eine Menge gelernt!

Als dann der Abend für die eigentliche *Healing Explosion* kam, war der Glaubenspegel der Leute hoch angestiegen, weil sie schon in den Trainingseinheiten Wunder erlebt hatten. Sie glaubten, dass unser Ausspruch wahr ist: „Wenn Charles und Frances das tun können, können Sie das auch." Sie gingen so aggressiv gegen die Krankheiten vor, wie wir es bis dahin noch nie erlebt hatten.

Oft werden wir gefragt: „Wie können Sie ständig so begeistert sein von Jesus?" Es gibt nur einen einzigen Grund: Christsein ist keine Religion, sondern ein Lebensstil, und das vierundzwanzig Stunden täglich.

Die letzten Worte von Jesus auf der Erde waren: „Verkündigt das Evangelium der ganzen Schöpfung" (siehe Markus 16,15-18, der große Missionsbefehl). Genau dazu kam Jesus auf die Erde – um die Verlorenen zu retten!

Dann gab Jesus auch noch die restlichen Anweisungen für unseren Auftrag: Wunder zu tun, einschließlich Kranke zu heilen.

Denken Sie immer daran, dass Christus in Ihnen die einzige Hoffnung auf Herrlichkeit ist! Glauben Sie, dass er tatsächlich in Ihnen lebt und dass, wenn Sie Ihre Hand ausstrecken, es die Hand von Jesus ist, die auf die Kranken gelegt wird. Je mehr dies eine lebendige Realität in unserem Leben wird, umso mehr können wir für das Königreich Gottes erreichen, ganz gleich, wo wir leben oder welche Sprache wir sprechen. Jedenfalls sind die Menschen in Acapulco nicht mehr die gleichen wie vorher.

Kapitel 18

Während ihr geht ...

Von Frances

Als Jesus uns befahl, zu gehen, meinte er damit „während ihr geht" – unseren täglichen Dingen nachgehen, bei der Arbeit, in der Schule, im Park, beim Einkaufen, vor und nach dem Gottesdienst, im Restaurant, im Fitnesscenter, beim Gebetsabend, in der Kaffee-oder Mittagspause oder wo immer Sie in Ihrem Alltag sein mögen. Den Missionsbefehl sollen wir täglich erfüllen.

Gehen, laufen oder fliegen Sie mit uns durch einige Erlebnisse in unserem alltäglichen Leben mit Jesus!

Eines Tages flogen wir zu einer Veranstaltung. Der Mann neben uns stand auf und wir sahen, dass er ein spezielles Rückenkissen benutzte. Das war für uns das Signal für ein Wunder. Als er zurückkam, fragten wir ihn wegen seines Rückens.

Er war Handelsvertreter und neben den USA auch in aller Welt unterwegs. Er sagte, der Schmerz sei so quälend, dass er nächste Woche wohl nicht nach Korea fliegen könne.

Als wir aus dem Flugzeug stiegen, fragten wir ihn: „Würden Sie gerne gemeinsam mit uns zu ihrem Gate gehen, damit wir für Ihren Rücken um Heilung beten können?" Sind die Schmerzen stark genug, schlägt keiner solch ein Angebot aus. Wir sagten ihm noch, er habe schließlich nichts zu verlieren.

Als er Richtung Gate humpelte, waren seine Schmerzen so heftig, dass ihm beinahe die Tränen kamen. Er wollte sich nicht in der Öffentlichkeit hinsetzen, also führten wir ihn hinter die Wand eines Ticketschalters.

Sein Rücken war wirklich sehr verkrümmt und wir entdeckten, dass ein Bein fünf Zentimeter kürzer war als das andere. Nachdem es „herausgewachsen" war, sprang der Mann auf, beugte sich vor, drehte seinen Rücken hin und her – und dann hörte er: „Letzter Aufruf zum Boarding". So schnell er konnte, rannte er die Gangway hinunter und rief uns noch zu: „Ich habe keine Schmerzen mehr!"

Auch kürzlich auf einer Reise ereignete sich eine Heilung, als wir mitten in der Nacht an dem einzigen Restaurant anhielten, das noch geöffnet war. Wir setzten uns an einen der Tische, auf denen schmuddelige Wachstischdecken lagen, und die Bedienung gab uns die Speisekarten. Charles fiel etwas auf, und er sagte zu der Kellnerin: „Meine Frau hat einen wunderbaren Dienst an schwangeren Frauen. Darf sie für Sie beten?"

Die junge Frau brach in Gelächter aus: „Beten?" und lachte weiter.

Sofort spürte ich: Dies war eine wunderbare „Im-Gehen"-Gelegenheit! Ich nahm ihre linke Hand, legte meine Hand auf ihren Bauch und sagte: „Vater, ich danke Dir für dieses wunderschöne Baby. Danke, dass Abtreibung keine Lösung ist."

Bevor ich ein weiteres Wort sagen konnte, brach die junge Frau in Tränen aus. Ich wusste, dass sie an Abtreibung gedacht hatte. Ich fragte sie, ob sie verheiratet sei, denn sie trug keinen Ring. Sie suchte nach Worten, und schließlich antwortete sie mit einem sehr leisen „Ja".

Ich sagte: „Sie brauchen Jesus, meine Liebe. Sprechen Sie mir dieses Gebet nach."

Sie betete, und als wir zu Ende waren, fragte ich sie: „Wo ist Jesus jetzt?" Sie antwortete: „In meinem Herzen!" Als wir gingen, war diese Frau eine andere geworden. Sie war jetzt ein neues Geschöpf!

Nehmen Sie jede Gelegenheit wahr, dass Gott durch Jesus in Ihnen Wunder tun kann – während Sie gehen!

Kapitel 19

Nicht vergessen

Von Charles und Frances

1. Fragen Sie die Person, für die Sie beten, was ihr Problem ist. Was sagt der Arzt dazu, was ist nicht in Ordnung?
2. Sie brauchen nicht alle medizinischen Details über eine Krankheit zu wissen, um im Gebet mit Heilung zu dienen. Wichtig ist, die Erkrankung zu kennen und das Problem direkt anzusprechen und nicht so sehr die Symptome. Die Hauptsache ist, dass Sie der Person sorgfältig zuhören, um dann für das spezifische Problem mit Heilung dienen zu können.
3. Wenn Ihr Gegenüber Ihnen die Krankheit mitgeteilt hat, antworten Sie mit „Das ist einfach", ganz gleich, wie problematisch die Erkrankung sich anhören mag. Erinnern Sie sich daran: Auch die schlimmste Krankheit ist „einfach", wenn Gott eingreift. Wir haben herausgefunden, dass diese Antwort dem Hilfesuchenden Hoffnung gibt. Es stärkt auch Ihren eigenen Glauben, wenn Sie sich selbst zu dem anderen sagen hören, sein Problem sei „einfach".
4. Nachdem Sie für die Heilung gebetet haben, sollte die hilfesuchende Person ihren Glauben aktiv in die Tat umsetzen. Wenn sie Rückenprobleme hatte, soll sie den Rücken beugen. War es ein Problem am Ellenbogen, möchte sie bitte den Ellenbogen bewegen. Wenn sie Schwierigkeiten mit der Schulter oder den Knien hatte, lassen Sie sie den Arm oder das Knie bewegen.
5. Sagen Sie der Person, sie solle „Danke, Jesus!" sagen. Wenn wir Jesus danken, kann das eine unvollständige Heilung vervollständigen.

6. Lernen Sie, auf diejenigen zu schauen, die geheilt wurden. Wenn Sie ihren Blick auf diejenigen richten, die nicht geheilt wurden, könnte Ihr Glaube ins Wanken geraten; deshalb schauen Sie nur auf alle, die geheilt wurden, und wie die Heilungsquote zunimmt!

7. Oft sagen die Menschen nach dem Gebet: „Es tut immer noch weh." Wenn Sie dann nachfragen, wie viel von dem Schmerz verschwunden ist, sagen sie vielleicht: „95 Prozent, aber ein bisschen tut es immer noch weh." Dann ermutigen Sie die Person, Gott für die 95 Prozent weniger Schmerzen zu danken, denn oft verschwinden die restlichen fünf Prozent auch noch, wenn sie das tun. Wir haben auch festgestellt: Wenn man das Negative betont, schrumpfen die 95 Prozent Heilung auf 90 Prozent und der Prozentsatz wird immer kleiner. Jesus zu danken ist dagegen einer der besten Möglichkeiten, dass die Heilung vervollständigt wird! Andersherum ausgedrückt: Wenn man auf die übrig gebliebenen Symptome schaut und das betont, was zur vollständigen Heilung noch fehlt, können die fünf Prozent Restschmerz auf zehn Prozent steigen und dann auf 15 Prozent usw., bis die Schmerzen vollständig zurückgekommen sind und die Heilung ganz verloren gegangen ist.

8. Forschen Sie nach der Abwesenheit von Schmerz, und nicht nach dem Schmerz! Suchen Sie die Heilung, nicht die Krankheit!

9. Sie sind kein Arzt, also versuchen Sie auch nicht, ärztlich tätig zu werden. Empfehlen oder verordnen Sie keinerlei Medikamente und empfehlen Sie auch niemandem, ein Medikament abzusetzen.

10. Stellen Sie keine Diagnose. Fragen Sie die Person, der Sie dienen, an welcher Erkrankung sie leidet und welche Symptome sie hat.

11. Wann immer Sie einen Geist austreiben, tun Sie es „im Namen Jesu und durch die Kraft von Gottes Heiligem Geist."

12. Denken Sie daran, um Heilungen zu vollbringen, braucht es zweierlei: den Namen Jesu (sprechen Sie ihn immer wieder aus, das können Sie nicht oft genug tun!) und die Kraft des Heiligen Geistes Gottes.

13. Wenn eine Sache nicht funktioniert, fragen Sie Gott, was Sie tun sollen. Probieren Sie verschiedene Dinge aus, bleiben Sie dran.

14. Wenn Sie jemandem gedient haben, so gut Sie konnten, und es hat sich immer noch nichts verändert, dann ermutigen Sie diese Person zu glauben, dass ihre Heilung begonnen hat, weil die Heilungskraft Gottes in sie hineingekommen ist. Es ist erstaunlich, wie viele Menschen erst später entdeckt haben, dass sie geheilt sind.

15. Wenn Sie etwas für den Herrn tun, tun Sie es nie halbherzig.

16. Im Zweifelsfall: treiben Sie es aus!

17. Im Zweifelsfall: „auswachsen lassen"!

18. Dienen Sie einer Person, die mehrere Erkrankungen hat, kann es hilfreich sein, zwischendurch immer mal wieder das „Arm-Ding" oder das „Bein-Ding" (Arm- und Beinlänge korrigieren) durchzuführen.

19. Wenn Sie jemandem die Hände auflegen wollen, rechnen Sie damit, dass diese Person unter der Kraft Gottes zu Boden fällt. Deshalb achten Sie immer darauf, dass jemand hinter dieser Person steht, um sie auffangen zu können. Wenn das nicht möglich ist, halten Sie Ihr Gegenüber an den Schultern. Fällt jemand nicht unter der Kraft Gottes, machen Sie sich deshalb aber keine Gedanken. Manche Menschen fallen und andere fallen nicht! Heilung ist davon nicht abhängig.

20. Vergessen Sie nicht: Sie sind weder Arzt noch Chiropraktiker noch Osteopath. Sie renken nichts ein, sondern wenden nur die übernatürliche Kraft Gottes an.

21. Seien Sie kühn. Lassen Sie sich nicht von Angst abhalten. Sprechen Sie mit Autorität. Das heißt nicht, Sie sollen laut werden, aber wenn es Ihnen ernst ist mit dem, was Sie sagen, dann sagen Sie es so, als wäre es Ihnen ernst damit.

22. Von Ihnen geht ein Kraftfeld aus. Je näher Sie der Person kommen, umso mehr Kraft wird sie spüren und empfangen. Stehen sie so nah wie möglich bei der Person, aber ohne aufdringlich zu sein.

23. Wenn Sie mit Heilung dienen, gehen Sie ein Problem nach dem anderen an. Beten Sie nicht für alle Erkrankungen in einem einzigen Satz. Gehen Sie schrittweise vor. Bevor Sie sich

mit der nächsten Erkrankung befassen, fragen Sie nach, was sich bei der ersten verbessert hat. Wenn möglich, beginnen Sie mit etwas, das leicht festzustellen ist, zum Beispiel mit einem Schmerz oder einer Unregelmäßigkeit, die man leicht sehen oder spüren kann. Fast immer sind Arm- oder Beinkorrektur, Becken- oder Nackenkorrektur ein guter Einstieg.

24. Krankenheilung erfordert Beharrlichkeit und Übung. Wenn Sie gerade erst begonnen haben, für Kranke um Heilung zu beten, wird noch nicht unbedingt jeder geheilt. Aber Jesus hat versprochen, dass wir das Gleiche tun würden wie er und noch Größeres. Jesus hat alle geheilt, die Ihn um Heilung baten. Wir glauben, dass schließlich jeder geheilt wird, der zu dem geisterfüllten, glaubenden Leib Christi kommt und Heilung sucht. Der Schlüssel ist, dass wir nie aufhören, dem Missionsbefehl Jesu gehorsam zu sein, den er uns in Markus 16,15-18 gegeben hat.

25. Nach Römer 4,17 können wir ins Dasein rufen, was nicht ist, als wäre es da. Gott hat ein großes Warenhaus voller Ersatzteile. Ein neuer Reifen ist besser als ein runderneuerter. Haben Sie auch schon die Überreste von geplatzten „Runderneuerten" auf der Autobahn gesehen? Verlangen Sie ein neues Teil. Charles sagt, ich hätte mehr neue Ersatzteile als originale Teile in mir!

26. Lassen Sie nicht zu, dass Menschen durch Zweifel und Unglauben ihre Heilung verlieren. Bleiben Sie bei ihnen, bis sie wirklich wissen, dass sie geheilt sind. Der Teufel kommt und will ihnen ihre Heilung stehlen; lassen Sie das nicht zu. Stellen Sie sicher, dass die Heilungssuchenden weiterhin Gott loben und danken.

27. Bleiben Sie nicht auf der Bank sitzen in der Erwartung, dass Gott Sie schon rufen wird. Gemäß Markus 16,15-18 hat er Sie bereits berufen und Ihnen Anweisungen gegeben. Jesus sagte: *„Zeichen aber werden die begleiten, die gläubig geworden sind: ... Kranken werden sie die Hände auflegen, und sie werden sich wohl befinden"* (Vers 17-18). Meine Lieben, Gott tut etwas Neues. Gott sagt uns heute, dass wir Gläubigen, und zwar wir alle, hinausgehen und Kranken die Hände auflegen

sollen. Dann wird Gott seinen Teil tun, und die Menschen werden gesund werden.

28. Als Jesus hier auf Erden gedient hat, hat er weder Emotionen geschürt noch lange, komplizierte Gebete gesprochen. Er sprach der Person einfach Heilung zu. Wenn Sie im Heiligen Geist getauft sind, dann geht von Ihnen dieselbe Kraft aus, die Jesus von den Toten auferweckt hat. Es ist die Kraft Gottes, die den Körper einer Person anrührt, und es ist seine Kraft, die Heilung bewirkt. Wenn Sie im Namen Jesu Menschen Hände auflegen, dann fließt die Heilungskraft Gottes aus dem Geist Gottes in Ihnen heraus zu der Person, der Sie dienen.

29. Seit Sie mit dem Heiligen Geist erfüllt sind, – und er ist der Gesalbte – ist seine Heilungskraft beständig in Ihnen. Vergessen Sie nicht, dass die Salbung nicht etwas ist, das periodisch kommt und geht, sondern dass der Heilige Geist in Ihnen bleibt.

30. Manchmal tauchen Fragen auf wie „Kann man Menschen heilen, wenn sie zweifeln und Unglauben haben?" Die Bibel sagt, dass den Gläubigen Zeichen folgen werden. Wir wissen auch, dass Jesus heilte, damit Menschen glauben würden. Es stimmt: Unglaube kann Heilung verhindern. Aber oft sind die Zuschauer bei einer Heilung die ersten, die Buße tun und Jesus als Retter annehmen.

31. Vergessen Sie nicht, Weisheit, gesunden Menschenverstand, Urteilsvermögen und Unterscheidungsvermögen einzusetzen.

32. Achten Sie darauf, nicht über längere Zeit hinweg mit einer Person des anderen Geschlechts gemeinsam zu dienen, es sei denn mit Ihrem Ehepartner. Achten Sie darauf, so schnell wie möglich einen gleichgeschlechtlichen Gebetspartner zu finden, besonders wenn Sie in der Öffentlichkeit für Menschen beten wollen.

33. Wenn jemand in der Intimzone Heilung braucht, bitten Sie die Person, ihre Hand auf oder in die Nähe dieses Körperbereichs zu legen. Dann können Sie Ihre Hand darauflegen. Seien Sie unaufdringlich und taktvoll in allem, was Sie tun, denn Sie repräsentieren Jesus.

34. Lassen Sie sich nicht entmutigen. Der Teufel liebt es, in solchen Situationen aufzutauchen und zu versuchen, ihren Glauben zu vertreiben. Vielleicht haben Sie gerade angefangen, für Kranke zu beten, und schon werden Sie mit einer schweren Krankheit konfrontiert. Lassen Sie sich davon nicht umwerfen. Denken Sie einfach daran: Wenn Sie sich selbst gestorben sind, kann es Ihnen doch egal sein, was andere sagen. Geben Sie einfach Ihr Bestes, bitten Sie den Heiligen Geist, Sie zu leiten und zu Ihnen zu sprechen.

35. Wenn Sie jemandem dienen, der eine offene, entzündete oder eiternde Wunde hat, legen Sie Ihre Hand nicht direkt auf die betroffene Stelle. Bitten Sie die Person, ihre Hand in die Nähe dieser Stelle oder darüber zu halten; dann legen Sie Ihre eigene Hand auf die ihre, um zu beten. Natürlich kann Gottes Kraft die Verbreitung von Krankheiten verhindern, aber wir leben in dieser Welt und Gottes Naturgesetze gelten auch für uns. Vergessen Sie nicht, sich anschließend gründlich die Hände zu waschen. Das ist einfach gute übliche Hygiene.

36. Wem auch immer Sie im Gebet dienen, bitte finden Sie heraus, ob die Person errettet ist. Wenn nicht, leiten Sie sie zur Errettung durch Jesus Christus.

37. Bringen Sie in Erfahrung, ob die Person, der Sie dienen, die Taufe im Heiligen Geist empfangen hat und in Sprachen betet. Wenn nicht, erklären und beten Sie entsprechend. Seien Sie mutig!

38. Wenn Sie alles ausgerichtet haben, stehen sie fest (siehe Epheser 6,13)!

Kapitel 20

Krankheiten und Zustände
von A bis Z

In diesem Kapitel finden Sie eine alphabetische Aufzählung
von vielen Erkrankungen und Zuständen, denen man im Hei-
lungs- und Befreiungsdienstdienst begegnet. In unserer Auf-
listung werden wir kurz erklären, was man tun kann. Das Wie
und Warum wird in dem Buch *How to Heal the Sick*, in dem
gleichnamigen Video- und Audiomaterial, oder in diesem Buch
näher erläutert.

Der Name Jesus

Der Name Jesus ist über allen anderen Namen. Das können Sie
gar nicht stark genug und oft genug wiederholen. Jesus hat uns die
Autorität gegeben, Dämonen auszutreiben und Menschen zu heilen, an welcher Krankheit auch immer sie leiden. Wenn Sie „im
Namen von Jesus" oder „in Jesu Namen" sprechen, bedeutet das,
dass Sie in der Autorität dienen, die Jesus Ihnen als Gläubigen
gegeben hat.

Jesus hat uns die Verantwortung übertragen, diese Macht und
Autorität zu gebrauchen. Wir sollen auf Erden seine Werke tun
und die Werke des Teufels zerstören.

Erinnern Sie sich: Was wir auf Erden binden, das wird im
Himmel gebunden sein, und was wir auf Erden lösen, wird im
Himmel gelöst sein.

Gesunder Menschenverstand und Grundlagenwissen kann
dazu führen, dass Sie viel detaillierter beten als hier angegeben.
Beachten Sie die Antworten und Kommentare der Menschen, denen Sie dienen.

Wenn Sie einer Person dienen und erfahren, was sie braucht, wird der Heilige Geist Sie ganz spezifisch leiten. Begegnen Sie jedem Hilfesuchen mit Mitgefühl und Anteilnahme, egal, worunter die Person leidet.

Vorschlag für das Gebet zur Errettung

Vater, im Namen Jesu bitte ich Dich, mir alle meine Sünden zu vergeben. Jesus, komm in mein Herz und lebe in mir. Danke, Jesus, dass Du in mein Herz kommst. Danke, dass alle meine Sünden vergeben sind und ich von Neuem geboren bin.

Einen bösen Geist austreiben

Sagen Sie: „Teufel (oder Satan), ich binde dich im Namen Jesu und in der Kraft des Heiligen Geistes Gottes. Du übler Geist von _____, komm heraus im Namen Jesu!"

Vergessen Sie nicht, bei unheilbaren Krankheiten im Namen Jesu den elektrischen und chemischen Frequenzen jeder Zelle zu befehlen, dass sie in Harmonie und ins Gleichgewicht kommen sollen!

Das Immunsystem

Die meisten Krankheiten beginnen, wenn das Immunsystem zerstört oder schwach ist. Das Immunsystem ist der Türhüter, der Krankheit einlässt bzw. es ist seine Mangelhaftigkeit, die der Krankheit die Tür in den Körper öffnet.

Deshalb können Sie, wo immer es angebracht ist, diesen Befehl hinzufügen: „Wir befehlen dem Immunsystem im Namen Jesu, geheilt und wachsam zu sein, um Krankheiten und Krankheitserreger davon abzuhalten, diesem Körper Schaden zuzufügen."

Wie man dienen kann – Übersicht von A – Z

A

Addison-Syndrom (Morbus Addison, Nebennierenrin- deninsuffizienz)

Unterfunktion der Nebennierenrinde, z.B. wird nicht genug Adrenalin produziert. Siehe auch Cushing-Syndrom.

Beten Sie so:

1. Befehlen Sie ein kreatives Wunder – zwei neue Nebennieren.
2. Gebieten Sie dem Hormonspiegel, sich zu normalisieren.

AIDS

Siehe Kapitel 11 „Im Heilungsdienst".

Akne, starke

Multiple Hautinfektionen (Pickel, Entzündungen), in der Regel verursacht durch Überaktivität der Talgdrüsen in der Haut.

Beten Sie so:

1. Weisen Sie die Infektion zurück und gebieten Sie ihr, zu gehen.
2. Treiben Sie den Geist der Vererbung aus.
3. Legen Sie Ihre Hände auf den Kopf. Befehlen Sie den Poren der Haut, sich zu öffnen und den Talgdrüsen, den Talg normal abzusondern.
4. Befehlen Sie den hautbildenden Zellen, gesunde Haut zu produzieren.

Allergien

Abwehrende Reaktion des Körpers auf eine Substanz. Beinhaltet Heuschnupfen, Arzneimittelunverträglichkeiten, Lebensmittel-allergien usw.
Siehe auch Asthma.

Beten Sie so:

1. Treiben Sie die Mächte der Vererbung und der Allergie aus.

2. Legen Sie Ihre Hände auf den Kopf und befehlen Sie dem Immunsystem, sich zu normalisieren. Befehlen Sie dem ganzen Gewebe und allen Organen, geheilt zu sein und normal zu funktionieren.
3. Machen Sie das „Gesamte Ding" (Nacken-, Armlängen-, Becken- und Beinlängenkorrektur).

Alzheimer Krankheit
Erkrankung unbekannter Ursache; führt zum Verfall des Gehirns und damit zum Verlust der Denkfähigkeit und des Gedächtnisses.

Beten Sie so:
1. Treiben Sie die Mächte von Alzheimer-Erkrankung und Vererbung aus.
2. Sprechen Sie ein kreatives Wunder und befehlen Sie ein neues Gehirn.

Amyotrophe Lateral-Sklerose – ALS
Auch bekannt als Lou Gehrig-Syndrom. Degeneration der Rückenmarksnerven mit fortschreitender Lähmung. Medizinisch unumkehrbar.

Beten Sie so:
1. Binden Sie den Geist des ALS und treiben Sie ihn aus.
2. Machen Sie das „Gesamte Ding" (Nacken-, Armlängen-, Becken- und Beinlängenkorrektur) und befehlen Sie ein kreatives Wunder für alle neuen Nerven im Rückenmark und dem ganzen Körper.

Anämie
Verminderung der roten Blutkörperchen unter den Normalwert (Blutarmut).

Beten Sie so:
1. Gebieten Sie dem Knochenmark, geheilt zu sein und normale Mengen gesunder roter Blutkörperchen herzustellen.

Anämie, perniziöse

Blutarmut wegen ungenügender Aufnahme von Vitamin B_{12} im Magen-Darm-Trakt.

Beten Sie so:
1. Befehlen Sie dem Magen-Darm-Trakt, geheilt zu sein und genügend Vitamin B_{12} aufzunehmen und zu verwerten.
2. Befehlen Sie dem Knochenmark, genügend gesunde rote Blutkörperchen zu produzieren.

Aneurysma

Die Arterienwände sind dünner geworden und dehnen sich aus; Gefahr des Platzens. Kann überall im Körper auftreten.

Beten Sie so:
1. Legen Sie die Hände auf die betroffene Stelle, gebieten Sie ein kreatives Wunder: Neue Arterien mit guten, starken Wänden.
2. Befehlen Sie die Wiederherstellung der normalen Blutzirkulation

Angst

Abnormale oder krankhafte Angst vor normalen Situationen, Menschen und/oder Dingen. Fragen Sie, wovor die Person Angst hat.

Beten Sie so:
1. Sagen Sie der Person, dass Angst vom Teufel kommt und vollkommene Liebe die Angst vertreibt.
2. Treiben Sie den Geist der Angst aus.
3. Sprechen Sie den Frieden Gottes in die Person hinein und bitten Sie Gott, die Angst samt jeglicher Erinnerung an frühere Vorkommnisse zu löschen.
4. Empfehlen Sie der Person, mindestens eine Stunde am Tag in einer lciht verständlichen Bibelübersetzung zu lesen und 2. Timotheus 1,7 auswendig zu lernen.
5. Bitten Sie Gott, ihr einen besonderen Engel zur Seite zu stellen.

Appetitkontrollzentrum („Appestat")

Das Kontrollzentrum des Gehirns für den Appetit (oder das Verlangen nach Nahrung). Siehe Kapitel 13 „Das Appetitkontrollzentrum".

Beten Sie so:

1. Legen Sie Ihre Hände auf die Stirn und den Hinterkopf und befehlen Sie dem Appetitkontrollzentrum, geheilt zu sein.
2. Gebieten Sie dem Stoffwechsel, normal zu funktionieren und dem Körpergewicht der Person, sich innerhalb gesunder Grenzen zu bewegen.

Arme und Hände

Taubheitsgefühle, Kribbeln und Schmerzen werden in der Regel durch ein Problem im Nacken hervorgerufen.

Beten Sie so:

1. Lassen Sie die Arme „auswachsen" (Armlängenkorrektur).
2. Machen Sie das „Nacken-Ding" (Nackenkorrektur). Befehlen Sie den Wirbeln und Bandscheiben, zur richtigen Position zurückkehren. Befehlen Sie den Nerven, zur normalen Struktur und Funktion zurückzukehren.
3. Beten Sie auch für andere Ursachen.

Arteriosklerose

Verhärtung der Arterien durch Cholesterinablagerungen.

Beten Sie so:

1. Machen Sie das „Nacken-Ding" (Nackenkorrektur).
2. Befehlen Sie, dass eine göttliche Reinigungsspirale mit der Kraft Gottes alle Arterien vollständig von allen Cholesterinablagerungen befreit.

Arthritis

Eine schmerzhafte Entzündung der Gelenke.
Siehe Kapitel 12, „Die Wirbelsäule".

Beten Sie so:

1. Binden Sie den Geist der Arthritis und treiben Sie ihn aus.

2. Gebieten Sie der Entzündung, geheilt zu sein, und dem Schmerz, zu gehen.
3. Machen Sie das „Nacken-Ding" und das „Becken-Ding" (Nacken- und Beckenkorrektur).
4. Erklären Sie der Person, dass Arthritis meistens von verborgenem Zorn und Groll kommt oder aufgrund der Weigerung, zu vergeben. Beten Sie ein Gebet der Vergebung.

Asthma

Erkrankung der Lunge, die Keuchen und Kurzatmigkeit verursacht. Ist häufig in Familien verbreitet, in vielen Fällen in Verbindung mit Allergien.

Beten Sie so:
1. Treiben Sie den Geist des Asthmas aus.
2. Machen Sie das „Nacken-Ding" (Nackenkorrektur).
3. Machen Sie das „Arm-Ding" (Armlängenkorrektur).
4. Sprechen Sie den Frieden Gottes in das Leben dieser Person hinein.

Atemwegserkrankungen

Siehe Lungen.

Augen

Siehe Kapitel 14, „Heilung von Augenkrankheiten".

Hornhautverkrümmung (Astigmatismus)

Auch Stabsichtigkeit genannt. Brechungsfehler des Auges.

Beten Sie so:
1. Gebieten Sie allen Teilen des Auges, geheilt zu sein und in die normale Form zurückzukehren.
2. Machen Sie das „Nacken-Ding" (Nackenkorrektur).

Blindheit

Ausgeprägte Sehbehinderung. Wenn möglich, versuchen Sie festzustellen, wie viel die Person vor und nach dem Gebet sehen kann.

Beten Sie so:

1. Wenn Sie die Ursache kennen, sprechen Sie sie spezifisch an (z. B. Glaukom, Katarakt, Infektion, Hornhautablösung).
2. Binden Sie den Geist der Blindheit und treiben Sie ihn aus.
3. Befehlen Sie den Augen, geheilt zu sein. Befehlen Sie die volle Wiederherstellung des Sehvermögens.
4. Nackenkorrektur.
5. Gebieten Sie den Nerven, den Strukturen des Auges und dem Gehirn ein kreatives Wunder.

Grauer Star (Katarakt)

Eintrübung der Augenlinse.

Beten Sie so:

1. Legen Sie die Hände auf die Augen.
2. Befehlen Sie dem Blut und der Augenflüssigkeit, die Linse gut und richtig zu versorgen.

Schielen

Der Augenfokus ist nach innen oder nach außen gerichtet.

Beten Sie so:

1. Halten Sie Ihre Hände über die Augen und befehlen Sie den Muskeln, Bändern und dem Gewebe, geheilt zu sein und zur normalen Stärke und Länge zurückzukehren.
2. Befehlen Sie jeglichem Narbengewebe, zu verschwinden.

Netzhautablösung

Beten Sie so:

1. Legen Sie die Hände auf das Auge bzw. die Augen und befehlen Sie der Retina (Netzhaut) und ihren Nervenenden, sich wieder an das Auge anzuschließen und geheilt zu sein.
2. Befehlen Sie dem Auge, normal zu funktionieren und dem Sehvermögen, sich zu normalisieren.

Trockene Augen

Benetzungsstörung durch diverse Ursachen.

Beten Sie so:
1. Befehlen Sie jeder Blockade oder Anomalie, zu gehen. Befehlen Sie, dass Heilung geschieht.
2. Befehlen Sie den Drüsen, eine normale Menge von Augenflüssigkeit zu produzieren, um die Augen gesund zu halten.

Weitsichtigkeit
Unfähigkeit, in kurzer Entfernung scharf zu sehen.

Beten Sie so:
1. Legen Sie Ihre Hände auf die Augen. Befehlen Sie den Linsen, den Nerven, Bändern und Muskeln, richtig eingestellt zu sein und gut zu funktionieren.
2. Befehlen Sie, dass das volle Sehvermögen wiederhergestellt wird.

Flügelfell (Pterygium conjunctivae)
Gutartige Wucherung der Bindehaut, die sich auf die Hornhaut ausbreiten kann.

Beten Sie so:
1. Legen Sie Ihre Hände auf die Augen. Gebieten Sie dem Blut und der Augenflüssigkeit, wieder normal zu funktionieren. Gebieten Sie allen fremden Substanzen, sich aufzulösen und zu verschwinden.
2. Befehlen Sie jeglichem Narbengewebe und der Bindehaut, geheilt zu sein.

Grüner Star (Glaukom)
Erhöhter Augeninnendruck.

Beten Sie so:
1. Befehlen Sie den Kanälen des Auges, sich zu öffnen. Gebieten Sie dem Augendruck, sich zu normalisieren und die Augenflüssigkeit normal fließen zu lassen.
2. Befehlen Sie jeder Erkrankung oder Narbengewebe, geheilt zu sein. Befehlen Sie den Augen, sich zu normalisieren.

Schwachsichtigkeit oder Amblyopia

Störung der Sehentwicklung, Augenmuskelgleichgewichtsstörung (Silberblick), meist auf einem Auge.

Beten Sie so:

1. Befehlen Sie den Augenmuskeln, gleich lang und gleich stark sein. Befehlen Sie den Nerven, normal zu funktionieren.
2. Befehlen Sie dem Auge, geheilt zu sein. Befehlen Sie dem Sehvermögen, sich zu normalisieren.

Makula-Degeneration

Funktionsverlust durch Absterben von Netzhautzellen.

Beten Sie so:

1. Legen Sie Ihre Hände auf die Augen. Sprechen Sie ein kreatives Wunder und befehlen Sie eine neue Retina (Netzhaut).

Kurzsichtigkeit

Unfähigkeit, in der Ferne scharf zu sehen. Auch als Myopie bekannt.

Beten Sie so:

1. Legen Sie Ihre Hände auf die Augen. Befehlen Sie den Linsen, den Nerven, Bändern und Muskeln, korrekt eingestellt zu sein und gut zu funktionieren.
2. Befehlen Sie, dass das volle Sehvermögen wiederhergestellt wird.

Retinitis Pigmentosa (Netzhautdegeneration)

Schrumpfung der Retina (Netzhaut).

Beten Sie so:

Legen Sie Ihre Hände auf die Augen und befehlen Sie ein kreatives Wunder, eine neue Netzhaut und uneingeschränktes Sehvermögen.

Autismus

In der Regel verursacht durch eine angeborene Störung im Gehirn.

Siehe Kapitel 11, „Im Heilungsdienst".

Beten Sie so:

1. Seien Sie äußerst sanft und ruhig; wenn möglich, halten Sie die Person fest.
2. Binden Sie mit sanfter, aber fester Stimme den Geist des Autismus und treiben Sie ihn aus.
3. Berühren Sie die Person und befehlen Sie ein neues Gehirn und die vollständige Wiederherstellung des Nervensystems.
4. Sprechen Sie den Frieden Gottes in das Herz und die Seele der Person hinein.

B

Ballen (Hallux valgus)

Siehe Füße.

Bandscheibenprobleme

In der Regel „Bandscheibenvorfall" genannt. Die Bandscheibe (das Polster zwischen zwei Wirbeln) ist entweder abgenutzt oder vorgewölbt und drückt auf einen Nerv; das fühlt sich unangenehm bis sehr schmerzhaft an.

Beten Sie so:

1. Führen Sie das „Gesamte Ding" durch (oder beten Sie, wie oben bei Rückenproblemen beschrieben). Befehlen Sie der Bandscheibe, wiederhergestellt und geheilt zu sein, oder, falls erforderlich, die Neuschaffung. Gebieten Sie allem Druck auf den Nerven, nachzulassen und zu verschwinden.
2. Befehlen Sie den Wirbeln, geheilt zu sein und sich in die richtige Position zu drehen. Falls Knochen gebrochen sind, befehlen Sie ihnen, wieder zusammenzukommen. Befehlen Sie gebrochenen Rippen, geheilt zu sein und an ihre richtige Stelle zurückzugehen.

   Wenn Sie entsprechende Informationen haben, gehen Sie

jedes einzelne Rückenproblem separat an. Gebrauchen Sie ihren gesunden Menschenverstand.

3. Prüfen Sie die Heilung; die Person soll entsprechend ihrem Glauben handeln.

Bandscheibenschäden
Siehe Rückenprobleme.

Beine

Kniescheiben-Probleme
Können durch Erkrankung oder Verletzung (Trauma) verursacht sein.

Beten Sie so:
1. Falls es Arthritis ist, treiben Sie diesen Geist aus.
2. Legen Sie die Hände auf die betroffene Stelle. Befehlen Sie allen Sehnen, Bändern, Muskeln, Knorpeln und Gewebe, geheilt zu sein; Befehlen Sie dem Blut und der Gelenkflüssigkeit, diese Stelle zu schmieren, damit sie geheilt wird.
3. Falls erforderlich, befehlen Sie eine neue Kniescheibe.
4. Lassen Sie die Beine „auswachsen" (Beinlängenkorrektur).

O-Beine
Die Knie sind nach außen geschwungen, was die Person wie einen „Cowboy" aussehen lässt.

Beten Sie so:
1. Machen Sie das „Becken-Ding" und lassen Sie die Beine „auswachsen" (Beckenkorrektur, Beinlängenkorrektur).
2. Befehlen Sie den Beinen, gerade zu werden.

X-Beine
Die Knie sind nach innen gerichtet.

Beten Sie so:
1. Machen Sie das „Becken-Ding" (Beckenkorrektur). Befehlen Sie den Beckenknochen, sich nach außen zu drehen.

2. Lassen Sie die Beine „auswachsen" (Beinlängenkorrektur). Befehlen Sie den Beinen und Knien, gerade zu werden.

Bänder, gerissen oder verletzt

In der Regel verursacht durch Verdrehung oder übermäßige Dehnung.

Beten Sie so:
1. Weisen Sie jede Infektion zurück.
2. Lassen Sie die Arme oder Beine „auswachsen" (Armlängenkorrektur, Beinlängenkorrektur), je nach Verletzung.
3. Machen Sie das „Nacken- oder Becken-Ding" (Nackenkorrektur, Beckenkorrektur), je nach Verletzung.
4. Befehlen Sie den Bändern, geheilt zu sein und wieder normal zu funktionieren.

Bein-Verkürzung

In der Regel ist die Ursache ein Problem in der Lendenwirbelsäule, das die Bänder, Muskeln und Knochen nach oben zieht; deshalb scheint das Bein verkürzt; Oberschenkel- und Unterschenkelknochen können aber aufgrund von Wachstumsstörungen auch dauerhaft verkürzt sein.

Beten Sie so:
1. Lassen Sie die Beine „auswachsen" (Beinlängenkorrektur). Befehlen Sie dem Rücken, geheilt zu sein und den Muskeln und Bändern, in die richtige Position zu kommen.
2. Machen Sie das „Becken-Ding" (Beckenkorrektur).
3. Wenn das Bein wirklich kürzer oder kleiner ist als das andere, befehlen Sie ein kreatives Wunder, damit es zu seiner normalen Länge und Größe wächst.

Bettnässen

Fast immer ist bei diesen Menschen ein Bein kürzer.

Beten Sie so:
1. Lassen Sie die Beine „auswachsen" und machen sie das „Becken-Ding" (Beinlängen- und Beckenkorrektur). Befehlen Sie den Wirbeln im unteren Rücken, in die richtige Position zu-

rückzukehren. Gebieten Sie, dass die zur Blase führenden Nerven frei werden. Befehlen Sie der Blase, geheilt zu sein und normal zu funktionieren.

2. Segnen Sie das Kind. In der Regel flüstern wir ihm auch ein Gebet ins Ohr. Wir bitten Gott, ihm einen Engel zur Seite zu stellen, der es auferweckt, wenn es nachts zur Toilette muss. Dann braucht es sich nicht mehr zu fürchten.

Blasenprobleme

Inkontinenz / Blasenschwäche

In der Regel verursacht durch eine strukturelle Schädigung oder der Nerven.

Beten Sie so:

1. Befehlen Sie der Blase und dem Nervengewebe, geheilt zu sein und normal zu funktionieren.
2. Lassen Sie die Beine „auswachsen" (Beinlängenkorrektur).
3. Machen sie das „Becken-Ding" (Beckenkorrektur).

Infektionen

Können auch durch anatomische Anomalien begründet sein, besonders bei häufigen Infektionen.

Beten Sie so:

1. Weisen Sie die Infektion zurück.
2. Machen Sie das „Becken-Ding" und lassen Sie die Beine „auswachsen" (Beckenkorrektur, Beinlängenkorrektur). Befehlen Sie Blase, Gewebe und Nerven, zu ihrer normalen Struktur und Funktion zurückzukehren.

Blindheit

Siehe Augen.

Blutdruckprobleme

Ursache können viele verschiedene Störungen der Organe sein. Fragen Sie, ob der Arzt möglicherweise irgendwelche zugrunde liegenden Diagnosen gestellt hat (z. B. Diabetes, Arteriosklerose, Nierenprobleme, Herzerkrankung).

Beten Sie so:
1. Befehlen Sie dem Herzen, geheilt zu sein. Befehlen Sie den Arterien und Venen, elastisch zu werden, sich zu öffnen und normal zu funktionieren. Schließen Sie andere Organe mit ein, falls eine entsprechende Diagnose gestellt wurde.
2. Führen sie das „Nacken-Ding" durch und lassen Sie die Arme „auswachsen" (Nackenkorrektur, Armlängenkorrektur). Befehlen Sie den Muskeln und Nerven, normal zu sein und einen ordnungsgemäßen Blutfluss zu ermöglichen.

Bluthochdruck
Anormal hoher Blutdruck. Fragen Sie, ob die Ursache bekannt ist. Siehe auch Angst (Furcht).

Beten Sie so:
1. Befehlen Sie eine göttliche Reinigungsbehandlung für das gesamte Gefäßsystem.
2. Befehlen Sie dem Blutdruck, zu normalen Werten zurückzukehren und sich im Normalbereich zu bewegen.
3. Empfehlen Sie der Person, sich jeden Tag Zeit für das Wort Gottes zu nehmen und in Jesus zu entspannen. Das wird unnötige Spannung, Angst und Furcht aus dem Weg räumen.

Bronchitis
Reizung und Entzündung der Bronchien (und Atemwege).

Beten Sie so:
1. Weisen Sie die Infektion zurück.
2. Legen Sie Ihre Hände auf den oberen Brustkorb und den Hals. Befehlen Sie dem Gewebe in den Bronchien, Atemwegen und der Lungen, geheilt zu sein und normal zu funktionieren.

Bulimie
Ein beständiger, exzessiver, unersättlicher Appetit, verbunden mit der häufig wiederholten Abfolge von herbeigeführtem Erbrechen und neuerlichem Essen (Fress-Brech-Sucht).

Siehe Kapitel 13, „Das Appetitkontrollzentrum".

Beten Sie so:

1. Treiben Sie die Mächte der Bulimie, der Ablehnung und der Angst aus.
2. Führen Sie das „Nacken-Ding" durch (Nackenkorrektur). Befehlen Sie dem Appetitkontrollzentrum, sich wieder auf die normale Funktion einzustellen.
3. Sprechen Sie dem Geist und der Seele der Person Frieden, Selbstvertrauen und Liebe zu.

C

Candida (Candidose)

Eine Pilzinfektion (Hefe), die die Schleimhäute beeinträchtigt; im Allgemeinen die Ursache von Scheideninfektionen. Wird verstärkt durch Zuckergenuss. Ursache von Soor bei Kindern.

Beten Sie so:

1. Weisen Sie die Infektion zurück.
2. Befehlen Sie den Körpersystemen, zur normalen Funktion zurückzukehren.
3. Machen Sie das „Becken-Ding" und lassen Sie die Beine „auswachsen" (Beckenkorrektur, Beinlängenkorrektur). Befehlen Sie den Nerven und Muskeln, sich zu entspannen und normal zu sein.

Cholesterinspiegel, hoher

Ursache: Zu viel und falsches Fett im Essen.

Beten Sie so:

1. Gebieten Sie dem Cholesterinspiegel, sich zu normalisieren. Befehlen Sie dem Körper, nur die benötigten Mengen zu speichern.
2. Legen Sie Ihre Hände auf den Kopf der Person und befehlen Sie allen möglicherweise beschädigten Teilen des Körpers (z. B. Arterien, Herz), normal zu werden.

Chorea Huntington (Veitstanz)

Vererbliche Krankheit des Gehirns. Unwillkürliche Drehungen und Windungen der Extremitäten und des Gesichts, Sprachstörungen und Gedächtnisstörungen, Demenzerscheinungen.

Beten Sie so:
1. Treiben Sie die Mächte der Vererbung und der Chorea Huntington aus.
2. Befehlen Sie, dass sich ein neues Gehirn bildet.

D

Depression

Siehe psychische Störung.

Dermatitis

Entzündung der Haut.

Beten Sie so:
1. Weisen Sie die Infektion und das Jucken zurück.
2. Gebieten Sie den Zellen, die die Haut erzeugen, neues und gesundes Gewebe zu bilden.

Diabetes

Die Bauchspeicheldrüse produziert zu wenig oder kein Insulin.
Siehe auch Hypoglykämie (Unterzuckerung).

Beten Sie so:
1. Treiben Sie die Mächte der Vererbung und der Diabetes aus.
2. Befehlen Sie eine neue Bauchspeicheldrüse in den Körper.
3. Befehlen Sie allen (durch ein Übermaß an Zucker) geschädigten Körperteilen, geheilt und wiederhergestellt zu sein.

Divertikulose

Ausstülpungen der Darmschleimhaut durch die Muskelwand (können sich entzünden).
Siehe auch Morbus Crohn.

Beten Sie so:

1. Machen Sie das „Becken-Ding" (Beckenkorrektur). Befehlen Sie den Ausstülpungen, zu verschwinden. Gebieten Sie der Darmwand, zur normalen Stärke und Funktion zurückzukehren.
2. Befehlen Sie der Infektion, zu gehen. Befehlen Sie dem Gewebe, vollständig geheilt zu sein.

Down-Syndrom (Trisomie 21)

Ein Syndrom, bei dem durch eine Genommutation das gesamte 21. Chromosom oder Teile davon dreifach vorliegen *(Trisomie)*. Menschen mit Down-Syndrom weisen in der Regel typische körperliche Merkmale auf und sind in ihren kognitiven Fähigkeiten meist so beeinträchtigt, dass sie geistig behindert sind.

Beten Sie so:

1. Binden Sie den Geist des Down-Syndroms und treiben Sie ihn aus.
2. Legen Sie Ihre Hände auf den Kopf der Person und befehlen Sie ein neues Gehirn.
3. Gebieten Sie den Zellen, zur korrekten Anzahl von Chromosomen zurückzukehren. Befehlen Sie dem überzähligen Chromosom, zu verschwinden.
4. Befehlen Sie dem Körper, geheilt zu sein und normal zu funktionieren.
5. Befehlen Sie den Gesichtszügen, sich zu normalisieren.

Durchfall

Beten Sie so:

1. Machen Sie das „Gesamte Ding". (Nackenkorrektur, Armlängenkorrektur, Beckenkorrektur, Beinlängenkorrektur).
2. Befehlen Sie dem Verdauungssystem, geheilt zu sein, und weisen Sie die Infektion zurück.

E

Eheprobleme

Beten Sie so:

1. Erinnern Sie das Paar daran: Was sie einander antun, das tun sie Jesus an, der in jedem von ihnen lebt. Sagen Sie ihnen auch, ihre Ehe sei ein Übungsfeld für ihre Ehe mit Jesus. Schlagen Sie ihnen vor, dass sie gemeinsam zurückgehen an den Punkt, an dem ihre Liebe zueinander begann.
2. Fragen Sie beide, ob sie errettet und geisterfüllt sind. Wenn nicht, führen Sie sie zur Errettung durch Jesus Christus und zur Taufe im Heiligen Geist.
3. Legen Sie ihnen die Hände auf (wenn beide Ehepartner anwesend sind, beiden gleichzeitig) und sprechen Sie den Frieden Gottes über ihnen aus. Bitten Sie um Gottes Segen für ihre Ehe.
4. Wenn nur ein Ehepartner anwesend oder errettet ist, bitten Sie Gott, dass er Engel um den nicht erretteten Ehepartner stellt.

Ekzem
Erkrankung der Haut.

Beten Sie so:

1. Treiben Sie den Geist aus, der Ekzem verursacht.
2. Verfluchen Sie das Gebrechen.
3. Befehlen Sie den Zellen, die Haut erzeugen, das geschädigte Gewebe zu ersetzen. Befehlen Sie der Haut, zu einer normalen Struktur, Funktion und Textur zurückzukehren.

Emphysem
Lungenerkrankung. Unfähigkeit, normal zu atmen.

Beten Sie so:

1. Wenn nötig, dienen Sie mit Befreiung von Rauchen.
2. Führen Sie die Person zur Errettung und zur Taufe im Heiligen Geist, falls noch nicht erfolgt.

3. Lassen Sie die Arme „auswachsen" (Armlängenkorrektur). Befehlen Sie ein kreatives Wunder: neue Lungen mit gesundem, gut funktionierendem Lungengewebe.
4. Befehlen Sie auch anderem, geschädigtem Körpergewebe, sich zu normalisieren.

Enzephalitis
Hirnhautentzündung, in der Regel aufgrund einer Virusinfektion.

Beten Sie so:
1. Weisen Sie die Infektion zurück.
2. Befehlen Sie der Schwellung, zu gehen und dem Gehirn, geheilt und wiederhergestellt zu sein und normal zu funktionieren.
3. Machen Sie das „Nacken-Ding" (Nackenkorrektur). Befehlen Sie eine gute Durchblutung des Gehirns.

Endometriose
Geschwulst/ Wucherungen in den weiblichen Geschlechtsorganen. Schmerzen bei der Menstruation.

Beten Sie so:
1. Machen Sie das „Becken-Ding" (Beckenkorrektur).Befehlen Sie den weiblichen Geschlechtsorganen, normal zu funktionieren.
2. Lassen Sie die Beine „auswachsen" (Beinlängenkorrektur).
3. Gebieten Sie dem überschüssigen Gewebe, sich aufzulösen und zu verschwinden.

Epilepsie
Erkrankung des Gehirns. Krampfanfälle.

Beten Sie so:
1. Treiben Sie den Geist der Epilepsie aus. (Jesus hat das getan!)
2. Machen Sie das „Nacken-Ding" (Nackenkorrektur).

Erkältungen
Siehe Grippe.

F

Fettleibigkeit (Adipositas)

Extremes Übergewicht.
Siehe Kapitel 13, „Das Appetitkontrollzentrum".

Beten Sie so:

1. Legen Sie die Hände auf den Kopf und befehlen Sie dem Appetitkontrollzentrum, zu der normalen Einstellung zurückzukehren.
2. Befehlen Sie dem Gewicht, auf ein gesundes Maß zurückzukehren.

Fibromyalgie (Faser-Muskel-Schmerz)

Die Ursache dieser schwächenden Erkrankung ist ungeklärt. Sie fügt dem Körper keinerlei physischen Schaden zu, aber die ständigen schweren Schmerzen im ganzen Körper rauben dem Kranken oft alle Kraft und schränken seine Fähigkeiten stark ein. Andere Symptome können u.a. sein: chronische Muskelschmerzen, Druckschmerzen, Steifigkeit, Schlafstörungen, Depression und Müdigkeit.
Siehe Kapitel 7, „Elektrische und chemische Frequenzen".

Fieberbläschen, Lippenbläschen

Siehe Herpes.

Fissur, rektale

Risse im Enddarm.

Beten Sie so:

Tippen Sie die Wangen im Gesicht an (Reflexpunkte) und befehlen Sie dem Gewebe, zu heilen und den Rissen, sich zu schließen.

Frauenleiden

Alle Probleme mit den weiblichen Geschlechtsorganen. Einschließlich Menstruationsbeschwerden, PMS (Prämenstruelles Syndrom) und Gebärmuttervorfall.

Beten Sie so:

1. Lassen Sie die Beine „auswachsen" und/oder machen Sie das „Becken-Ding" (Beinlängenkorrektur und/oder Beckenkorrektur). Gebieten Sie allem Gewebe, den Nerven und den Blutgefäßen, normal zu funktionieren. Befehlen Sie dem Kreuzbein, sich in die korrekte Position zu drehen.
2. Befehlen Sie jeder Infektion oder Reizung, zu verschwinden.
3. Befehlen Sie allem Narbengewebe und allen beschädigten oder zerstörten Organen, wiederhergestellt zu werden und normal zu funktionieren.
4. Gebieten Sie, dass alle Hormone in normaler Menge dem Körper zur Verfügung gestellt werden. Befehlen Sie eine göttliche Entwässerung, um den Körper von überflüssigem Wasser zu befreien.

Myome (Fibroide Tumore)
Faserartige Gebärmuttergeschwülste, gutartig (keine Krebserkrankung).
Siehe Kapitel 7, „Elektrische und chemische Frequenzen".

Beten Sie so:

1. Treiben Sie den Geist aus, der den Tumor verursacht.
2. Befehlen Sie den Tumorzellen, abzusterben und sich aufzulösen.
3. Lassen Sie die Beine „auswachsen" und/oder machen Sie das „Becken-Ding" (Beinlängenkorrektur und/oder Beckenkorrektur). Gebieten Sie dem Gewebe der Fortpflanzungsorgane, wiederhergestellt zu werden, normal zu funktionieren und vollständig geheilt zu sein.

Füße
Die meisten Fußprobleme sind ererbt.

Beten Sie so:

1. Machen Sie das „Gesamte Ding" (Nacken-, Armlängen-, Becken- und Beinlängenkorrektur).
2. Befehlen Sie den 26 Knochen jedes Fußes, in die korrekte Stellung zu gehen. Befehlen Sie dem Fuß, geheilt und stark zu sein.

Ballen (Hallux valgus)

Eine Schwellung am Großzehengelenk.

Beten Sie so:

1. Treiben Sie den Geist der Vererbung aus.
2. Weisen Sie die Entzündung zurück.
3. Machen Sie das „Becken-Ding" und/oder lassen Sie die Beine „auswachsen" (Beckenkorrektur und/oder Beinlängenkorrektur). Gebieten Sie der Zehe und den Knochen, an ihren richtigen Platz zurückzukehren. Befehlen Sie den Bändern, stark zu sein und dem Fuß, sich zu normalisieren.

Schwielen (Callus) und Hühneraugen

Beten Sie so:

Legen Sie die Hände auf die betroffene Stelle. Befehlen Sie den Schwielen und Hühneraugen, abzufallen und durch gesundes Gewebe ersetzt zu werden.

Entenfüße

Füße sind extrem nach außen gerichtet.

Beten Sie so:

1. Treiben Sie den Geist der Vererbung aus.
2. Machen Sie das „Becken-Ding" (Beckenkorrektur).Befehlen Sie den Beckenknochen, sich nach innen zu drehen. Befehlen Sie den Beinen und Füßen, zur normalen Position zurückzukehren und vollständig geheilt zu sein.

Taubenfüße

Füße sind stark nach innen gerichtet.

Beten Sie so:

1. Treiben Sie den Geist der Vererbung aus.
2. Machen Sie das „Becken-Ding" (Beckenkorrektur). Befehlen Sie den Beckenknochen, sich nach außen und in die normale Position zu drehen.

G

Gallensteine

Beten Sie so:

1. Legen Sie Ihre Hand über die Gallenblasengegend und befehlen Sie den Steinen, sich aufzulösen.
2. Gebieten Sie der Gallenblase, geheilt zu sein und normal zu funktionieren.

Ganglion

Auch Überbein genannt. Harte, tumorähnliche, mit Flüssigkeit gefüllte Schwellung; tritt in der Regel am Handgelenk auf, rund um eine Sehne oder an einem Gelenk.

Beten Sie so:

1. Legen Sie die Hände auf die betroffene Stelle. Befehlen Sie der Zyste, sich aufzulösen. Befehlen Sie der Flüssigkeit, im Körper absorbiert zu werden.
2. Befehlen sie dem Handgelenk, den Knochen, Muskeln und Sehnen, zur normalen Position zurückzukehren.
3. Befehlen Sie der Gelenkinnenhaut, eine angemessene Menge von Gelenksflüssigkeit zu produzieren. Befehlen Sie eine normale Blutversorgung.
4. Befehlen Sie jeglichem Druck auf die Nerven, auf das normale Maß zurückzugehen.

Gaumenspalte

Ein nicht vollständig entwickelter Gaumen (Fehlbildung).

Beten Sie so:

1. Treiben Sie den Geist der Vererbung aus.
2. Legen Sie Ihre Hände auf den Mund. Befehlen Sie ein kreatives Wunder. Gebieten Sie allen Geweben, Knochen und Mundstrukturen, normal zu werden.

Gebärmutter (Uterus)

Siehe Frauenleiden.

Gebärmuttervorfall
Siehe Frauenleiden.

Geburt (Gebet für eine leichte Entbindung)

Beten Sie so:
1. Bitten Sie Jesus, das Kind im Mutterleib mit der Kraft des Heiligen Geistes zu segnen, und weihen Sie das Kind Gott.
2. Bitten Sie Gott, den Geburtskanal mit dem Öl des Heiligen Geistes zu salben, damit das Baby ohne Schmerzen und innerhalb von drei Stunden nach Erreichen der Entbindungsklinik herausgleitet.

Geistige Behinderung, Entwicklungsverzögerung (Retardierung)

Unfähigkeit, sich zu entwickeln oder normal zu lernen; kann durch Gehirnverletzung oder Erkrankung verursacht sein.

Beten Sie so:
- Treiben Sie den Geist der Vererbung aus.
- Legen Sie Ihre Hände auf den Kopf und befehlen Sie ein neues Gehirn mit normaler Intelligenz.

Gelenke (steif oder ausgerenkt)

Siehe Kapitel 12, „Die Wirbelsäule".

Beten Sie so:
1. Treiben Sie die Mächte der Arthritis und der Schleimbeutelentzündung aus.
2. Machen Sie je nach Bedarf das „Gesamte Ding" (Nacken-, Armlängen-, Becken- und Beinlängen-Korrektur) oder einzelne bzw. mehrere dieser Maßnahmen.
3. Tippen Sie das Handgelenk leicht an und befehlen Sie dem Gelenk samt Knorpeln, Bändern, Sehnen und Gewebe, geheilt und frei zu sein. Sagen Sie der Person, sie solle anfangen, das Gelenk zu bewegen.
4. Wenn ein Knochen ausgerenkt ist, befehlen Sie ihm, in die Gelenkkapsel zurückzukehren und dort zu bleiben.

Geschlechtskrankheiten (venerische Erkrankungen)

Erkrankungen, die durch Geschlechtsverkehr übertragen werden. Einschließlich Gonorrhö, Syphilis, Aids und einiger Formen von Herpes.

Beten Sie so:

1. Ist die Ansteckung im Rahmen einer sündigen Handlung erfolgt, vergewissern Sie sich, dass die Person darüber Buße getan und Gott versprochen hat, dass sie diese sexuelle Sünde nicht wieder begehen wird.
2. Leiten Sie die Person zur Errettung und helfen Sie ihr, die Taufe im Heiligen Geist zu empfangen.
3. Weisen Sie die Infektion zurück.
4. Wenn angebracht, treiben Sie den Geist der Lust aus.
5. Legen Sie der Person die Hände auf. Befehlen Sie Heilung für alle betroffenen Körperteile und, wenn nötig, kreative Wunder. Befehlen Sie dem Blut, sauber und rein zu sein.
6. Bei Aids-Kranken befehlen Sie dem Immunsystem, zum Normalzustand wiederhergestellt zu werden.

Geschwüre (Ulcus)

Offene Entzündungen im Magen, im Dünndarm oder auch auf der Haut.

Beten Sie so:

1. Befehlen Sie dem Gewebe in der betroffenen Gegend, geheilt zu sein – wenn nötig, befehlen Sie eine neue Haut oder Schleimhaut.
2. Machen Sie das „Gesamte Ding". (Nackenkorrektur, Armlängenkorrektur, Beckenkorrektur, Beinlängenkorrektur).
3. Befehlen Sie dem Magen, normale Mengen von Magensäure zu produzieren.
4. Sprechen Sie den Frieden Gottes in die Gedanken und das Herz der Person hinein.

Geschwulst

Siehe Knoten

Gesichtslähmung (Bell-Lähmung)

Beschädigter Nerv am Rand des Gesichts; möglicherweise aufgrund einer Virusinfektion. Verursacht in der Regel starke Schmerzen, Lähmung der Gesichtsmuskeln und erschlafftes Aussehen.

Beten Sie so:

1. Treiben Sie den Geist aus, der Gesichtslähmung verursacht.
2. Befehlen Sie den Schmerzen, zu verschwinden.
3. Legen Sie ihre Hände vorsichtig auf das Gesicht. Befehlen Sie den Nerven, sich zu regenerieren und wieder perfekt zu funktionieren.

Gewichtsverlust

Beten Sie so:

1. Fragen Sie, was der Arzt für die Ursache hält.
2. Dienen Sie entsprechend der Ursache.
3. Befehlen Sie dem Appetitkontrollzentrum, sich auf den Normalzustand zurückzusetzen. Befehlen Sie dem Körper, sich an ein angemessenes Gewicht anzupassen.

Gicht

Kristalline Ablagerungen in Gelenken und anderen Organen, meistens im Großzehengelenk.

Beten Sie so:

1. Legen Sie die Hände auf den betroffenen Fuß. Befehlen Sie den Kristallen, sich aufzulösen. Befehlen Sie dem Gewebe und den Knochen, geheilt zu sein.
2. Befehlen Sie dem Stoffwechsel, normal zu funktionieren.

Glaukom (Grüner Star)

Siehe Augen.

Gleichgewichtsstörungen

Beten Sie so:

1. Fragen Sie, was der Arzt für die Ursache hält.

2. Weisen Sie die Ursache der Gleichgewichtsstörungen zurück (zum Beispiel Infektion, Erkrankung).
3. Führen Sie das „Nacken-Ding" durch und lassen sie die Arme „auswachsen" (Nackenkorrektur, Armlängenkorrektur). Befehlen Sie dem Gleichgewichtsorgan im Innenohr, geheilt zu sein und den Schläfenbeinen, in ihre ordnungsgemäße Position zurückzukehren.

Grippe, Erkältungen, Influenza

Beten Sie so:
1. Weisen Sie die Infektion zurück.
2. Lassen Sie die Arme „auswachsen" und machen Sie das „Nacken-Ding" (Armlängenkorrektur, Nackenkorrektur). Befehlen Sie den Blutgefäßen, sich zu öffnen und das Blut ungehindert fließen zu lassen, um die betroffenen Stellen von Krankheitserregern zu reinigen.
3. Sagen Sie der Person, sie solle täglich acht Glas bzw. 1,6 – 2 Liter Wasser trinken, um die Krankheitserreger auszuschwemmen.
4. Befehlen Sie im Namen Jesu den Symptomen im Darm, zu verschwinden. Befehlen Sie dem Körper, Nahrung normal aufzunehmen und zu verstoffwechseln.

Guillain-Barré-Syndrom (GBS)

Degenerative Nervenerkrankung, die körperliche Lähmung bewirkt. Vermutlich durch Viren verursacht.

Beten Sie so:
1. Weisen Sie die Infektion zurück.
2. Legen Sie der Person die Hände auf. Befehlen Sie dem Nervensystem, wiederhergestellt zu sein und perfekt zu funktionieren.
3. Befehlen Sie allen anderen Strukturen, die durch die Lähmung geschädigt worden sind, wieder heil zu werden.

H

Haarausfall
Siehe Kahlköpfigkeit.

Hammerzehen
Siehe Füße.

Hämorriden
Vergrößerter Blutgefäße im Gewebe um den Darmausgang.

Beten Sie so:
1. Tippen Sie gegen die Wangen der Person (Reflexpunkte für den Darm) und befehlen Sie im Namen Jesu den Hämorriden, geheilt zu sein.
2. Befehlen Sie den Blutgefäßen, sich auf normale Größe und Funktion zurückzubilden
3. Weisen Sie den Schmerz zurück.
4. Lassen Sie die Beine „auswachsen" und achen Sie das „Nacken-Ding" (Beinlängenkorrektur, Nackenkorrektur). Befehlen Sie Nerven und Muskeln, sich zu entspannen und zu normalisieren.

Hände
Siehe Arme und Hände.

Hepatitis C
Hepatitis C bewirkt eine Vergrößerung der Leber und stört ihre normale Funktion. Hier ist eine neue Leber vonnöten. Die Leber ist ein lebenswichtiges Organ: Sie bekämpft Infektionen und stillt Blutungen. Sie entfernt Drogen und andere Gifte aus dem Blut. Die Leber speichert auch Energie für Situationen, in denen wir Energie brauchen.

Beten Sie so:
1. Befehlen Sie ein kreatives Wunder einer neuen Leber.

2. Befehlen Sie den elektrischen und chemischen Frequenzen, in Harmonie und im Gleichgewicht zu sein und die schlechten Zellen zu vernichten.

Hernie (Bruch)
Ausstülpung von Gewebe durch eine geschwächte Muskeldecke.

Herpes
Eine Virusinfektion, die sich an verschiedenen Stellen des Körpers auswirken kann.

Herpes simplex
Lippenbläschen, Fieberbläschen.

Herpes zoster
Auch Gürtelrose genannt.

Beten Sie so:
1. Befehlen Sie der Infektion, zu verschwinden.
2. Befehlen Sie dem Gewebe, geheilt zu sein und sich zu normalisieren.

Herpes simplex (genital)
„Entzündungen" an den äußeren Geschlechtsorganen.
Siehe auch Geschlechtskrankheiten.

Hiatushernie (Zwerchfellhernie)
Hervorwölbung des Magens oberhalb des Zwerchfells, führt zu Schmerzen, Verdauungsbeschwerden und Schluckbeschwerden.

Beten Sie so:
1. Lassen Sie die Arme „auswachsen" (Armlängenkorrektur). Befehlen Sie allen Knochen, Muskeln, Nerven und Bändern, korrekt angeordnet und stark zu sein und zu gut zu funktionieren.
2. Legen Sie die Hände auf den Bruch und gebieten Sie ihm, geheilt zu sein.

Leistenbruch, Nabelbruch und Bauchwandbruch

Hervortreten des Darmtrakts in der Leiste, am Nabel oder am Bauch.

Beten Sie so:

1. Lassen Sie die Beine „auswachsen" (Beinlängenkorrektur).
2. Machen Sie das „Becken-Ding" (Beckenkorrektur). Befehlen Sie dem Bruch, zu verschwinden. Befehlen Sie Muskeln, Sehnen und Gewebe, geheilt zu sein und zur normalen Stärke zurückzukehren.

Herz

Herzprobleme aller Art.

Beten Sie so:

1. Sprechen Sie ein neues Herz in den Körper hinein.
2. Lassen Sie die Arme „auswachsen" (Armlängenkorrektur) und machen Sie das „Nacken-Ding" (Nackenkorrektur).
3. Befehlen Sie den Körperteilen, die durch die Herzerkrankung geschädigt wurden, geheilt zu sein.

Heuschnupfen

Siehe Allergien.

Hirnanhangdrüse (Hypophyse)

Endokrine Drüse an der Schädelbasis. Erkrankungen: Unterfunktion durch vielfältige Ursachen.
Siehe Kapitel 13, „Das Appetitkontrollzentrum".

Beten Sie so:

1. Wenn die Ursache bekannt ist, dienen Sie der Ursache.
2. Legen Sie die Hände auf den Kopf der Person und/oder machen Sie das „Nacken-Ding" (Nackenkorrektur). Befehlen Sie dabei der Hirnanhangdrüse, richtig zu funktionieren und normale Mengen all ihrer Hormone herzustellen.
3. Befehlen Sie allen anderen betroffenen Körperteilen, sich zu normalisieren.

Hirnschäden

Beten Sie so:

1. Ist die Ursache ein Schlaganfall, befehlen Sie dem Geist des Todes in den Gehirnzellen, diese zu verlassen.
2. Legen Sie Ihre Hände auf den Kopf der Person und befehlen Sie ein kreatives Wunder – ein neues Gehirn (der Körper kann keine neuen Gehirnzellen herstellen).
3. Gebieten Sie allen Nerven, normal zu funktionieren, und die Wiederherstellung des Gedächtnisses.

Homosexualität und Lesbianismus

Homosexuell und lesbisch empfindende und praktizierende Menschen.

Personen, die es vorziehen, intime Beziehungen mit Menschen des gleichen Geschlechts zu haben; Männer werden als homosexuell und Frauen als lesbisch bezeichnet. Bevor die Person von diesem Zustand befreit und geheilt werden kann, muss sie selbst von diesem Verlangen frei werden wollen.

Siehe Kapitel 11, „Im Heilungsdienst".

Beten Sie so:

1. Leiten Sie die Person an, das Gebet der Errettung und der völligen Hingabe zu beten. Sagen Sie: „Vater, ich will Dir mit meinem Lebensstil gefallen, nicht mir selbst."
2. Helfen Sie der Person, die Taufe im Heiligen Geist zu empfangen.
3. Binden Sie den Geist der Homosexualität bzw. des Lesbianismus und treiben Sie ihn aus.
4. Befehlen Sie den Wünschen, sich heterosexuell zu orientieren (Verlangen nach dem anderen Geschlecht zu haben).

Hornhautablösung

Siehe Augen.

Hornhautverkrümmung (Astigmatismus)

Siehe Augen.

Hühneraugen
Siehe Füße.

Hypoglykämie/Unterzuckerung
Unnormal niedriger Blutzuckerspiegel; kann manchmal das erste Anzeichen einer beginnenden Diabetes sein.

Beten Sie so:
1. Treiben Sie die Mächte der Vererbung und der Hypoglykämie aus.
2. Befehlen Sie eine neue Bauchspeicheldrüse, die einen normalen Blutzuckerspiegel aufrechterhält.

Immunsystem
Siehe Seite 116.

Beten Sie so:
1. Gebieten Sie im Namen Jesu dem Immunsystem, geheilt und wachsam zu sein, um Infektionen und Erkrankungen des Körpers zu verhindern.
2. Befehlen Sie im Namen Jesu den elektrischen und chemischen Frequenzen, in Harmonie und im Gleichgewicht zu sein und die kranken Zellen zu fressen.

Infektion
Verursacher können vielerlei Organismen sein (z. B. Bakterien, Viren, Pilze oder Parasiten).

Beten Sie so:
1. Weisen Sie die Infektion zurück.
2. Befehlen Sie dem Körper, geheilt zu sein und normal zu funktionieren.
3. Machen Sie das „Totale Ding". (Nackenkorrektur, Armlängenkorrektur, Beckenkorrektur, Beinlängenkorrektur).

Innere Heilung

Heilung der Erinnerungen (zum Beispiel an Verletzungen, Beleidigungen, grausame Behandlung), die in der Regel von einem anderen Menschen verursacht wurden.
Siehe Kapitel 3, „Fallen unter der Kraft".

Beten Sie so:

1. Bitten Sie Gott, seinen geistlichen Radiergummi zu nehmen und die Verletzungen der Vergangenheit zu entfernen.
2. Bitten Sie die Person, jedem zu vergeben, die sie verletzt hat.
3. Legen Sie Ihre Hände auf den Kopf der Person und bitten Sie Jesus, sie zu segnen. In der Regel wird die Person unter der Kraft Gottes fallen; dann wird der Heilige Geist selbst ihr dienen.

Influenza

Siehe Grippe

Ischialgie (Ischias)

Schmerz fährt vom Gesäß in den Oberschenkel, ausgelöst durch einen eingeklemmten Ischiasnerv.

Beten Sie so:

1. Lassen Sie die Beine „auswachsen" und machen Sie das „Becken-Ding" (Beinlängenkorrektur, Beckenkorrektur). Befehlen Sie der Lendenwirbelsäule und dem Kreuzbein, sich korrekt auszurichten.
2. Befehlen Sie allen Bandscheiben, an ihren Platz zurückzukehren und keinen Druck mehr auf die Nerven auszuüben.
3. Legen Sie Ihre Finger auf beide Seiten der Wirbelsäule oberhalb des Kreuzbeins und befehlen Sie dem Geist des Ischias, herauszukommen.

K

Kahlköpfigkeit (Glatze)

Unfähigkeit der Kopfhaut, normalen Haarwuchs hervorzubringen.

Beten Sie so:
1. Gebieten Sie den Haarfollikeln, geheilt zu sein.
2. Befehlen Sie dem Haar, wieder normal zu wachsen.

Karpaltunnelsyndrom

Ein Nerv innerhalb des Handgelenks ist eingeengt (im sogenannten Karpaltunnel). Dies führt zu Schmerz und Schwächung der Hand.

Beten Sie so:
1. Legen Sie die Hände auf das Handgelenk. Befehlen Sie dem Gewebe, den Sehnen und Bändern im Handgelenk, geheilt zu sein und sich zu entspannen.
2. Befehlen Sie dem „Tunnel", sich zu öffnen und dem Druck auf den Nerv, nachzulassen. Befehlen Sie dem Tunnel, geheilt zu sein und normal zu funktionieren.
3. Lassen Sie die Arme „auswachsen" und machen Sie das „Nacken-ding" (Armlängenkorrektur, Nackenkorrektur). Befehlen Sie eine normale Durchblutung und die Wiederherstellung der Kraft.

Katarakt (Grauer Star)

Siehe Kapitel 14, „Heilung von Augenkrankheiten".

Knochenbrüche

Beten Sie so:
1. Legen Sie Ihre Hände auf den entsprechenden Bereich. Befehlen Sie den betroffenen Knochen, in ihrer normalen Ausrichtung und Stärke zusammenzukommen und geheilt zu sein.
2. Befehlen Sie allen Muskeln, Sehnen, Nerven und Bändern, sich den geheilten Knochen anzupassen und die zuvor geschädigte Stelle zu stärken.

Knoten (Geschwulst)

Jedes anomale Gewebewachstum im Körper (Geschwulst).

Beten Sie so:

1. Verfluchen Sie den Kern, die Wurzel und die Ursache des Knotens (Geschwulst).
2. Legen Sie Ihre Hände auf die betroffene Stelle (oder auf die Hände der Person, wenn sie die Stelle berührt). Befehlen Sie dem Knoten (Geschwulst), sich aufzulösen und zu verschwinden.
3. Befehlen Sie allem Gewebe, geheilt zu sein.

Kolitis/ Darmentzündung

Beten Sie so:

1. Machen Sie das „Becken-Ding" und lassen Sie die Beine „auswachsen" (Beckenkorrektur, Beinlängenkorrektur). Befehlen Sie den Nerven, die den Darm steuern, normal zu funktionieren.
2. Befehlen Sie dem Darm, geheilt zu sein.

Koma

Bewusstlosigkeit aufgrund einer Erkrankung oder einer schweren Verletzung.

Beten Sie so:

1. Treiben Sie den Geist des Todes von Gehirnzellen aus.
2. Legen Sie die Hände auf den Kopf. Gebieten Sie dem Gehirn, geheilt zu sein. Befehlen Sie ein kreatives Wunder an allen geschädigten Gehirnzellen (Gehirnzellen können sich nicht selbst erneuern).
3. Befehlen Sie dem Körper und all seinen Organen, normal zu funktionieren. Befehlen Sie dem Bewusstsein, zurückzukehren.
4. Sprechen Sie zu der Seele der Person – die Seele ist nicht im Koma. Führen Sie die Person zu Jesus, wenn sie noch nicht errettet ist. Auch wenn sie das Gebet nicht nachsprechen kann, kann ihre Seele doch reagieren.

Kopfschmerzen

In der Regel verursacht durch Verspannungen, kann aber auch durch viele Erkrankungen hervorgerufen werden (z. B. Erkältungen, Kiefergelenksentzündungen, Infektionen, Tumore, hohen Blutdruck).

Siehe Kapitel 9, „Migräne und Trigeminus-Neuralgie".

Beten Sie so:

1. Machen Sie das „Nacken-Ding" (Nackenkorrektur). Gebieten Sie dem Blut, normal zu fließen. Befehlen Sie den verkrampften Blutgefäßen, sich zu entspannen.
2. Falls erforderlich, treiben Sie den Geist der Migräne aus.
3. Bitten Sie die Person, ihren Kopf zu bewegen und den Hals zu recken. Dann fragen Sie: „Was ist jetzt mit dem Schmerz passiert?"

Krampfadern

Knotig-erweiterte Venen, in der Regel in den Beinen.

Beten Sie so:

1. Treiben Sie den Geist der Vererbung aus.
2. Lassen Sie die Beine „auswachsen" (Beinlängenkorrektur). Befehlen Sie den Gefäßwänden, stark zu werden und normal zu funktionieren. Befehlen Sie jedem Blutgerinnsel, sich aufzulösen. Befehlen Sie dem Blut, normal zum Herzen zurückzufließen.

Krebs

Ein Tumor, der sich nach und nach im ganzen Körper ausbreitet. Einschließlich Leukämie, Lymphom und anderen bösartigen Tumoren.

Siehe Kapitel 7, „Elektrische und chemische Frequenzen".

Beten Sie so:

1. Binden Sie den Geist des Krebses und treiben Sie ihn aus.
2. Verfluchen Sie den Samen, die Wurzeln und die Zellen des Krebses.
3. Legen Sie Ihre Hände auf die betroffenen Stellen und befehlen Sie jeder Krebszelle im Körper, abzusterben.
4. Befehlen Sie dem Knochenmark, reines, gesundes Blut zu produzieren.

5. Befehlen Sie allen betroffenen Organen und Geweben Heilung und, wo nötig, Wiederherstellung durch „Ersatzteile".
6. Gebieten Sie den zur Verteidigung dienenden „Killerzellen" des Körpers, sich zu multiplizieren und alle Krebszellen anzugreifen.

Kropf, Struma
Vergrößerung der Schilddrüse.

Beten Sie so:
1. Legen Sie die Hände auf den Kropf und befehlen Sie ihm, sich aufzulösen.
2. Befehlen Sie eine neue Schilddrüse.

Kurzsichtigkeit
Siehe Augen.

L

Legasthenie
Lese-Rechtschreib-Störung

Beten Sie so:
1. Befehlen Sie den Augennerven, normal zu funktionieren und dem Gehirn zutreffende Informationen zu übermitteln.
2. Befehlen Sie dem Gehirn, die erhaltenen Signale zu interpretieren und der Person Verständnis zu vermitteln.

Leukämie
Siehe Krebs

Lippenbläschen, Fieberbläschen
Siehe Herpes.

Lou-Gehrig-Syndrom (ALS)
Siehe Amyotrophe Lateral-Sklerose – ALS

Lungen (Atemnot, Atembeschwerden)

Beten Sie so:

1. Befehlen Sie neue Lungen.
2. Befehlen Sie den Bläschen, sich zu öffnen, der überschüssigen Flüssigkeit, zu vertrocknen – oder was auch immer vonnöten ist.

Lungenödem (Wasserlunge)

Übermäßige Flüssigkeit in den Lungen (Wasser in der Lunge).

Beten Sie so:

1. Binden Sie den Geist des Todes und treiben Sie ihn aus.
2. Gebieten Sie dem Wasser, die Lungen zu verlassen.
3. Befehlen Sie, dass wieder Leben in den Körper kommt.
4. Befehlen Sie Gehirn und Körper, normal zu funktionieren und vollständig geheilt zu sein.

Lupus

Eine Autoimmunerkrankung; der Körper greift sich selbst an. Kann viele Organe betreffen, einschließlich der Haut, Nieren und Gelenke.

Beten Sie so:

1. Treiben Sie den Geist aus, der Lupus verursacht.
2. Befehlen Sie dem Immunsystem und allen betroffenen Organen, geheilt zu sein und normal zu funktionieren.

M

Magen

Siehe auch Geschwüre.

Beten Sie so:

1. Finden Sie heraus, was genau nicht in Ordnung ist und befehlen Sie entsprechende Heilung oder dass ein Ersatzteil geschaffen wird.
2. Machen Sie das „Becken-Ding" und/oder lassen Sie die Beine „auswachsen" (Beckenkorrektur, Beinlängenkorrektur).

Magersucht (Anorexia nervosa)

Eine Ess-Störung, bei der die Person aus eigenem Entschluss hungert, in der Regel aufgrund seelischer Probleme.

Beten Sie so:

1. Binden Sie die Mächte von Ablehnung und Magersucht und treiben Sie sie aus.
2. Sprechen Sie der Person Frieden und Selbstvertrauen zu.
3. Fragen Sie die Person, ob sie errettet ist. Lassen Sie sie das Übergabegebet sprechen.
4. Erklären Sie, dass unser Körper Gottes heiliger Tempel ist und dass wir nichts tun dürfen, was uns schadet wie z. B. Nahrung verweigern, Erbrechen herbeiführen usw.
5. Befehlen Sie dem Appetitkontrollzentrum im Gehirn, sich neu auf einen normalen Appetit einzustellen.

Makula-Degeneration

Siehe Augen.

Mandelentzündung

Beten Sie so:

1. Weisen Sie die Infektion zurück.
2. Machen Sie das „Nacken-Ding" (Nackenkorrektur). Befehlen Sie den Mandeln, auf die normale Größe zurückzugehen und normal zu funktionieren.

Masern

Siehe Infektion.

Meniere-Syndrom

Störung im Innenohr.
Siehe auch Ohren.

Beten Sie so:

1. Treiben Sie den Geist des Meniere-Syndroms aus.

2. Befehlen Sie dem Innenohr, geheilt zu sein. Befehlen Sie den Nerven und dem Blutfluss zur Versorgung des Innenohrs, sich zu normalisieren. Befehlen Sie allem Schwindel, aufzuhören.

Menstruationsbeschwerden
Siehe Frauenleiden.

Migräne
Siehe Kopfschmerzen.

Missbrauch
Erinnern Sie sich: Es ist nicht das Verschulden des Kindes, dass Missbrauch eintrat, noch beschränkt sich Missbrauch nur auf Kinder.

Beten Sie so:
1. Legen Sie Ihre Hände auf den Kopf der Person und bitten Sie Gott, die Erinnerungen zu löschen.
2. Sprechen Sie den Frieden Gottes über der Person aus.

Morbus Crohn
Chronische Entzündung der Darmschleimhaut.

Beten Sie so:
1. Treiben Sie den Geist der Morbus Crohn Krankheit aus.
2. Weisen Sie die Infektion zurück.
3. Lassen Sie die Beine „auswachsen" (Beinlängenkorrektur). Befehlen Sie dem Darmgewebe, geheilt zu sein und normal zu funktionieren.

Morbus Cushing / Cushing-Syndrom
Überfunktion der Nebennierenrinden

Beten Sie so:
1. Treiben Sie den Geist aus, der Morbus Cushing verursacht.
2. Legen Sie Ihre Hände auf die Nierengegend im Rücken und befehlen Sie den Nebennierenrinden, richtig zu funktionieren.

Mukoviszidose

Eine erbliche Erkrankung, die zu chronischer Lungenkrankheit führt; schädigt auch Bauchspeicheldrüse und Leber. Meist sind nur Kinder betroffen, denn Mukoviszidose-Erkrankte haben eine sehr niedrige Lebenserwartung.

Beten Sie so:

1. Binden Sie die Mächte der Vererbung und der Mukoviszidose und treiben Sie sie aus.
2. Legen Sie Ihre Hände auf die Bauchspeicheldrüsen- und Lebergegend und befehlen Sie den Drüsen des Körpers, normal zu funktionieren.
3. Befehlen Sie Lungen, Bauchspeicheldrüse und Leber, geheilt zu sein und normal zu funktionieren.

Multiple Sklerose (MS)

Siehe Kapitel 7, „Elektrische und chemische Frequenzen".

Beten Sie so:

1. Binden Sie den Geist, der MS verursacht, und treiben Sie ihn aus.
2. Machen Sie das „Gesamte Ding". (Nackenkorrektur, Armlängenkorrektur, Beckenkorrektur, Beinlängenkorrektur). Befehlen Sie den Nerven, geheilt zu sein und zur normalen Struktur und Funktion zurückzukehren.
3. Befehlen Sie allen betroffenen Körperteilen, geheilt zu werden und normal zu funktionieren.

Muskelschwund (Muskeldystrophie)

Siehe Kapitel 7, „Elektrische und chemische Frequenzen".

Beten Sie so:

1. Treiben Sie den Geist aus, der Muskelschwund verursacht.
2. Machen Sie das „Gesamte Ding". (Nackenkorrektur, Armlängenkorrektur, Beckenkorrektur, Beinlängenkorrektur). Befehlen Sie den Muskeln, geheilt und wiederhergestellt zu werden und normal zu funktionieren.

Myasthenia gravis (MG)

Autoimmunerkrankung, die sich durch Schwäche und schnelle Ermüdung des Bewegungsapparats äußert.

Beten Sie so:

1. Treiben Sie den Geist der Myasthenia gravis aus.
2. Machen Sie das „Gesamte Ding". (Nackenkorrektur, Armlängenkorrektur, Beckenkorrektur, Beinlängenkorrektur). Befehlen Sie den Nervenrezeptoren auf den Muskeln, geheilt zu sein und normal zu funktionieren.

N

Nacken

Einschließlich Muskelverspannungen, Schmerzen und/oder gebrochener Wirbel und angebrochener Wirbel.

Beten Sie so:

1. Machen Sie das „Nacken-Ding" (Nackenkorrektur).
2. Befehlen Sie Wirbeln, Bandscheiben, Muskeln, Bändern, Nerven und Sehnen, geheilt zu sein und in die normale Position zurückzukehren.

Narben, Wulstnarben (Keloide), Verwachsungen (Adhäsionen)

Keloide: gutartiger Tumor auf der Narbenhaut (gestörter Heilungsprozess). Adhäsionen: Abnormales Zusammenwachsen (Verklebung, Verwachsung) von Gewebe und/oder Organen (innerhalb des Körpers, in der Regel nach einer Operation).

Beten Sie so:

1. Nehmen Sie jegliche Korrektur vor, die sich auf die betroffene Stelle auswirken könnte und befehlen Sie dem Narbengewebe, sich aufzulösen.
2. Befehlen Sie allen Organen und Strukturen, geheilt zu sein und normal zu funktionieren.

Narkolepsie (Schlafkrankheit)

Unkontrollierbares Einschlafen während der normalen Wachzeiten.

Beten Sie so:

1. Treiben Sie den Geist der Narkolepsie aus.
2. Legen Sie die Hände auf den Kopf. Befehlen Sie dem Schlafzentrum des Gehirns, geheilt zu sein und normal zu funktionieren.

Nase

Deformiert oder gebrochen.

Beten Sie so:

1. Legen Sie Ihren Finger oben an der Nase an und fahren damit den Nasenrücken entlang. Befehlen Sie dabei der Nase, gerade zu sein.
2. Befehlen Sie Knochen und Knorpeln, sich zu regenerieren und normal zu funktionieren.

Nasennebenhöhlen-Beschwerden

Beten Sie so:

1. Weisen Sie die Infektion zurück. Verfluchen Sie die Allergie.
2. Legen Sie Ihre Hände auf das Gesicht. Befehlen Sie dem Schleim, abzufließen; den Nebenhöhlen, sich zu öffnen und geheilt zu sein.
3. Lassen Sie die Arme „auswachsen" (Armlängenkorrektur). Befehlen Sie den Blutgefäßen, sich zu öffnen und die Schwellungen abzubauen.
4. Raten Sie der Person, Reizfaktoren zu meiden (Zucker, Koffein und Nikotin verschärfen Nasennebenhöhlenentzündungen).
5. Acht Glas bzw. 1,6 – 2 Liter Wasser (und Saft) am Tag begünstigen die Heilung.

Nebennieren

Hormondrüsen, die direkt an den Nieren liegen. Sie produzieren Hormone und stellen dem Körper die nötige Energie zur Verfügung, die er für „Flucht- oder Angriffs-Situationen" benötigt.

Beten Sie so:

1. Lassen Sie die Arme „auswachsen" (Armlängenkorrektur). Legen Sie Ihre Hände auf die Nieren. Gebieten Sie den Nebennieren, richtig zu funktionieren.
2. Fragen Sie die Person, ob sie irgendetwas noch nicht vergeben hat. Erklären Sie, dass Zorn und ähnlich negative Emotionen die Nebennieren zur Überproduktion von Adrenalin anregen. Das kann zu Arthritis, Bluthochdruck oder anderen Problemen führen. (siehe 1. Abschnitt in Kapitel 12)

Nervosität
Siehe auch Angst.

Beten Sie so:

1. Treiben Sie die Mächte von Furcht und Angst aus.
2. Legen Sie Ihre Hände auf den Kopf der Person und sprechen Sie den Frieden Gottes in ihr Denken hinein.

Nieren
Die Organe des Körpers, die unnötige Substanzen (Endprodukte des Stoffwechsels) aus dem Blut entfernen (Flüssigkeit, Chemikalien usw.) und sie als Urin aus dem Körper ausscheiden.

Nierenschaden oder Nierenversagen
Überschüssige Flüssigkeit und/oder Chemikalien werden nicht oder nicht ausreichend ausgeschieden; das führt zu Vergiftungserscheinungen. Für Nierenschäden oder Nierenversagen gibt es viele verschiedene Ursachen.

Beten Sie so:

1. Machen Sie das „Becken-Ding" und/oder lassen Sie die Beine „auswachsen" (Beckenkorrektur, Beinlängenkorrektur). Befehlen Sie, dass ein neues Paar Nieren die Arbeit aufnimmt und normal funktioniert.
2. Befehlen Sie die Heilung der zugrunde liegenden Ursachen (z. B. Erkrankungen, hoher Blutdruck, Infektion).

Nierensteine

Beten Sie so:
1. Befehlen Sie den Steinen, sich aufzulösen.
2. Befehlen Sie den Schmerzen, zu gehen.
3. Befehlen Sie den Nieren und allem geschädigten Gewebe, geheilt zu sein und wieder normal zu funktionieren.

O

O-Beine
Siehe Beine

Ödem
Anormale Ansammlung von Körperflüssigkeit, auch Wassersucht genannt.

Beten Sie so:
1. Gebieten Sie jeder zugrunde liegenden Erkrankung, geheilt zu sein.
2. Befehlen Sie, dass die betroffenen Organe oder Gewebe geheilt werden und normal funktionieren.
3. Befehlen Sie eine göttliche Entwässerung.

<u>Ohren</u>

Tinnitus
Unnormales Klingeln, Rauschen oder Pfeifen in den Ohren (Störung der Hörfunktion).

Beten Sie so:
1. Treiben Sie den Geist des Tinnitus aus.
2. Machen Sie das „Nacken-Ding" (Nackenkorrektur).
3. Gebieten Sie dem Blut, durch den Gehörgang zu fließen.

Pilz oder Infektion

Beten Sie so:
1. Weisen Sie den Pilz oder die Infektion zurück.
2. Machen Sie das „Nacken-Ding" (Nackenkorrektur).Befehlen Sie dem Blut, in die Ohren zu fließen und Unreinheiten zu entfernen.

Meniere-Syndrom (Morbus Meniere)
Erkrankung des Innenohrs (Drehschwindel, Hörverlust, Ohrensausen).

Beten Sie so:
1. Treiben Sie den Geist des Meniere-Syndroms aus.
2. Befehlen Sie den Ohren, geheilt zu sein. Befehlen Sie, dass der Gleichgewichtssinn wiederhergestellt wird.

Osteo-Arthritis
Siehe Arthritis.

Osteoporose (Witwenbuckel)
Abnahme der Knochenmasse.

Beten Sie so:
1. Treiben Sie den Geist aus, der Osteoporose verursacht.
2. Machen Sie das „Gesamte Ding". (Nackenkorrektur, Armlängenkorrektur, Beckenkorrektur, Beinlängenkorrektur). Befehlen Sie den Knochen, mithilfe von Kalzium und anderen notwendigen Mineralien im Körper, neue und starke Knochen zu regenerieren.
3. Befehlen Sie dem Rücken und Kreuzbein, sich zu begradigen.

P

Parkinson-Krankheit (Schüttellähmung)
Degeneration von Zellen in einem bestimten Teil des Mittelhirns, begleitet von Gliederzittern oder schütteln.
Siehe Kapitel 7, „Elektrische und chemische Frequenzen".

Beten Sie so:
1. Treiben Sie den Geist aus, der das Parkinson-Syndrom verursacht.
2. Machen Sie das „Nacken-Ding" (Nackenkorrektur). Befehlen Sie ein neues Gehirn und Nervengewebe, das normal funktioniert.
3. Befehlen Sie die Heilung aller anderen betroffenen Körperteile.

Pilz
Siehe Infektionen.

Platt-, Senk- und Spreizfuß
Siehe Füße.

Platzangst (Agoraphobie)
Schwere Angstzustände, Furcht vor großen oder öffentlichen Plätzen.

Beten Sie so:
1. Treiben Sie die Mächte von Angst und Furcht aus.
2. Sprechen Sie den Frieden Gottes in das Herz der Person hinein.
3. Empfehlen Sie der Person, ihre Gedanken mit dem Wort Gottes zu füllen.
4. Falls angebracht, führen Sie die Person zur Errettung und zur Taufe im Heiligen Geist.

Polio, Poliomyelitis (Kinderlähmung)
Viruserkrankung.
Siehe Kapitel 7, „Elektrische und chemische Frequenzen".

Beten Sie so:
1. Treiben Sie den Geist der Polio-Erkrankung aus.
2. Machen Sie das „Gesamte Ding". (Nackenkorrektur, Armlängenkorrektur, Beckenkorrektur, Beinlängenkorrektur). Befehlen Sie kreative Wunder im Rückenmark. Befehlen Sie allen geschädigten Nerven, Muskeln, Bändern, Gewebe und Sehnen, geheilt zu werden, zu erstarken und normal zu funktionieren.

Polypen

Beten Sie so:
1. Legen Sie die Hand auf die Nasen- beziehungsweise Rachengegend. Befehlen Sie den Polypen, zu schrumpfen und sich zu normalisieren.
2. Machen Sie das „Nacken-Ding" (Nackenkorrektur).

Prämenstruations-Syndrom – PMS
Siehe Frauenleiden.

Prostata-Beschwerden
Vergrößerung der männlichen Geschlechtsdrüse (Vorsteherdrüse).
Siehe Kapitel 7, „Elektrische und chemische Frequenzen".

Beten Sie so:
1. Lassen Sie die Beine „auswachsen" und machen Sie das „Becken-Ding" (Beinlängenkorrektur, Beckenkorrektur).
2. Befehlen Sie der Prostata, auf ihre normale Größe zu schrumpfen und normal zu funktionieren.
3. Befehlen Sie den Nerven und dem Blut, normal zu funktionieren.

Psychische Erkrankungen (Seelische Störungen)
Siehe Kapitel 11, „Im Heilungsdienst".

Beten Sie so:
1. Befehlen Sie dem entsprechenden Geist, herauszukommen.
2. Wenn Wahnsinn, treiben Sie den Geist des Wahnsinns aus.
3. Wenn ein Unfall die Ursache ist, befehlen Sie ein neues Gehirn.
4. Bei einer chemischen Störung, befehlen Sie die Produktion der entsprechenden Chemikalien in normalen Mengen.
5. Legen Sie Hände auf, damit der Heilige Geist der Person individuell dienen kann.

R

Reisekrankheit

Beten Sie so:
1. Befehlen Sie dem Innenohr, sich den Bewegungen anzupassen.
2. Legen Sie Ihre Hände auf den Kopf, befehlen Sie Frieden in das Gehirn.

Rheumatisches Fieber, Gelenkrheuma

Beten Sie so:
1. Weisen Sie die Infektion zurück.
2. Machen Sie das „Gesamte Ding". (Nackenkorrektur, Armlängenkorrektur, Beckenkorrektur, Beinlängenkorrektur). Befehlen Sie den Gelenken, dem Herz und anderen Körperteilen, geheilt zu sein und normal zu reagieren.
3. Befehlen Sie allen geschädigten Organen, geheilt zu sein und normal zu funktionieren.

Rheumatoide Arthritis

Siehe Arthritis.

Beten Sie so:
Zusätzlich zum Vorgehen bei Arthritis befehlen Sie dem Immunsystem, geheilt zu sein.

Rückenprobleme

Beten Sie so:
1. Bringen Sie zuerst in Erfahrung, was nicht in Ordnung ist (Was ist die ärztliche Diagnose? Wissen Sie, was genau nicht in Ordnung ist? Haben Sie Schmerzen? Hatten Sie einen Unfall? Sind Sie operiert worden?).
2. Machen Sie das „Nacken-Ding" (Nackenkorrektur). Für Heilung oberhalb der Taille: das „Arm-Ding" (Armlängenkorrektur). Für Heilung unterhalb der Taille: lassen Sie die Beine „auswachsen" und machen sie das „Becken-Ding" (Beinlängen-und Beckenkorrektur).

3. Falls erforderlich, führen Sie alle vier Korrekturen durch, wenn nötig, auch wiederholt.
4. Befehlen Sie den Bandscheiben, Wirbeln, Muskeln, Bändern und Sehnen, geheilt zu sein und in die richtige Position zu kommen. Seien Sie spezifisch bei Ihren Befehlen und sprechen Sie alles an, was nicht in Ordnung ist.

S

Schilddrüsenerkrankungen

Beten Sie so:
1. Machen Sie das „Nacken-Ding" (Nackenkorrektur).
2. Sprechen Sie ein kreatives Wunder in Existenz – eine neue Schilddrüse.

Schizophrenie
Siehe psychische Erkrankungen

Schlaganfall (Gehirnschlag)
Verstopfung eines Blutgefäßes im oder zum Gehirn hin.

Beten Sie so:
1. Treiben Sie den Geist des Todes aus den Gehirnzellen aus.
2. Legen Sie Ihre Hände auf den Kopf und befehlen Sie dem Blutgerinnsel, sich aufzulösen und aus dem Körper zu entfernen. Befehlen sie allem geschädigten Gewebe, wiederhergestellt zu werden. Wenn erforderlich, befehlen Sie ein kreatives Wunder – ein neues Gehirn.
3. Machen Sie das „Gesamte Ding". (Nackenkorrektur, Armlängenkorrektur, Beckenkorrektur, Beinlängenkorrektur). Befehlen Sie der Kommunikation zwischen Gehirn und Körper und allen betroffenen Körperteilen, wieder normal zu funktionieren.
4. Lesen Sie mehr dazu in How *to Heal the Sick*.

Schlafkrankheit
Siehe Narkolepsie

Schlaflosigkeit
Beten Sie so:
1. Sprechen Sie den Frieden und die Liebe Gottes in die Person hinein. Empfehlen Sie der Person, sich Zeit für das Wort Gottes zu nehmen und, wenn möglich, zum Einschlafen Bibeltexte anzuhören (Hörbibel).
2. Befehlen Sie dem Schlafzentrum des Gehirns, normal zu funktionieren.

Schleimbeutelentzündung
Bursitis. Entzündung der mit flüssigkeitsgefüllten Säcke bzw. Beutel (Bursa), die das Gleiten von Sehnen und Muskeln über die Knochen ermöglichen.

Beten Sie so:
1. Treiben Sie den Geist aus, der Schleimbeutelentzündung verursacht.
2. Berühren Sie die betroffene Stelle und gebieten Sie jeder Entzündung und allem Schmerz, zu verschwinden. Befehlen Sie allem Gewebe, geheilt zu sein. Gebieten Sie eine normale Flüssigkeitsproduktion, damit sich die Gelenke schmerzlos bewegen lassen.

Schleudertrauma
In der Regel nach Autounfällen.

Beten Sie so:
1. Machen Sie das „Gesamte Ding". (Nackenkorrektur, Armlängenkorrektur, Beckenkorrektur, Beinlängenkorrektur).
2. Befehlen Sie allen verletzten Bandscheiben, Wirbeln, Nerven, Bändern, Sehnen oder Muskeln, geheilt zu sein.

Schuppenflechte (Psoriasis)
Erkrankung der Haut.

Beten Sie so:
1. Treiben Sie den Geist der Psoriasis aus.

2. Weisen Sie die Entzündung, den Juckreiz und das Schuppen der Haut zurück.

3. Legen Sie Ihre Hände neben (nicht auf) die betroffenen Stellen und befehlen Sie, dass gesunde, neue Hautzellen das erkrankte Gewebe ersetzen.

Schwangerschaft
Siehe Geburt; Unfruchtbarkeit.

Schwindel, Vertigo
Schwindel ist einer der häufigsten neurologischen Symptome. Die verbreitetste Form des Schwindels ist als Vertigo bekannt. Dieser Ausdruck beschreibt ein Gefühl von Bewegung, wo keine ist, oder bestimmte Körperbewegungen werden übertrieben stark wahrgenommen.

Die Symptome Schwindel oder Vertigo werden einer Reihe von Störungen des Innenohres und anderen systemischen Erkrankungen zugeordnet. Das Gefühl des Schwindels wird oft von weiterer Symptomen begleitet, wie z.B. Schwanken, leichte Benommenheit oder Angstgefühle.

Beten Sie so:
1. Befehlen Sie den elektrischen und chemischen Frequenzen in jeder Zelle des Innenohrs und Gehirns, in Harmonie und in Balance zu sein und alle beschädigten Zellen zu fressen. Befehlen Sie, dass sich das normale Gleichgewicht einstellt.

2. Befehlen Sie dem Sauerstoff, das Gehirn ganz normal zu versorgen.

Sehnenentzündung
Siehe Tendinitis.

Senkfuß
Siehe Füße.

Sichelzellen-Anämie

Erbliche Erkrankung; die roten Blutkörperchen werden sichelförmig und verstopfen die Blutgefäße.

Beten Sie so:

1. Treiben Sie den Geist der Vererbung aus.
2. Befehlen Sie den defekten Genen, wieder normal zu werden. Befehlen Sie dem Knochenmark, normale Blutkörperchen zu produzieren. Befehlen Sie betroffenen Organen und dem Körpergewebe, geheilt zu sein.

Sklerodermie (Harte Haut)

Verhärtung und Verdickung des Bindegewebes oder der Haut und innerer Organe. Die Haut fühlt sich an, als würde sie versteinern.

Beten Sie so:

1. Treiben Sie den Geist der Sklerodermie aus.
2. Machen Sie das „Gesamte Ding". (Nackenkorrektur, Armlängenkorrektur, Beckenkorrektur, Beinlängenkorrektur). Befehlen Sie dem Immunsystem, geheilt zu sein und normal zu funktionieren.
3. Befehlen Sie, dass neues Gewebe die geschädigten Hautstellen und auch alles, was innerhalb des Körpers betroffen ist, ersetzt.

Skoliose

Anormale Verkrümmung der Wirbelsäule.

Beten Sie so:

1. Treiben Sie den Geist der Skoliose aus.
2. Machen Sie das „Gesamte Ding". (Nackenkorrektur, Armlängenkorrektur, Beckenkorrektur, Beinlängenkorrektur). Befehlen Sie den Knochen im Rücken, den Rippen und anderen tragenden Knochen, sich korrekt auszurichten.

Spina bifida (offener Rücken)

Angeborener Defekt der Wirbelsäule.

Beten Sie so:
Sprechen Sie ein kreatives Wunder in den Körper hinein. Befehlen Sie der Wirbelsäule, sich zu schließen.

Spreizfuß
Siehe Füße.

Steißbein
Der unterste Knochen der Wirbelsäule.

Beten Sie so:
1. Legen Sie Ihre Hände auf. Gebieten Sie dem Steißbein, geheilt zu sein und an seinen Platz zu gehen.
2. Lassen Sie die Beine „auswachsen" (Beinlängenkorrektur).Befehlen Sie dem umliegenden Gewebe, Bändern und Sehnen, geheilt zu sein. Befehlen Sie den Schmerzen, zu gehen.
3. Machen Sie das „Becken-Ding" (Beckenkorrektur).

Sucht (Alkohol, Zigaretten/Tabak oder Drogen)
Körperliche und psychische Abhängigkeit von Substanzen wie Alkohol, Nikotin in Zigaretten oder Drogen (z. B. Tranquilizer, Kokain, Marihuana, Heroin).

Beten Sie so:
1. Fragen Sie die Person, ob sie frei werden will.
2. Fragen Sie, ob sie errettet ist.
3. Leiten Sie die Person an, das Gebet zur Errettung zu beten.
4. Binden Sie den Geist der Alkohol-, Drogen- und/oder Nikotinabhängigkeit und treiben Sie ihn aus.
5. Befehlen Sie dem Körper, geheilt zu sein und gebieten Sie dem Verlangen nach Drogen, Tabak und/oder Alkohol, zu gehen.

Suizid (Selbstmord)
Sich selbst das Leben nehmen.
Siehe Kapitel 11, „Im Heilungsdienst".

Beten Sie so:
1. Binden Sie den Geist des Suizids und treiben Sie ihn aus.

2. Leiten Sie die Person an, das Gebet der Errettung zu beten, und helfen Sie ihr, die Taufe im Heiligen Geist zu empfangen.
3. Empfehlen Sie der Person dringend, sich einer guten Gemeinde unter der Leitung eines geisterfüllten Pastors anzuschließen. Wenn möglich, helfen Sie ihr dabei.
4. Empfehlen Sie ihr, dass sie sich viel Zeit nimmt, in einer leicht verständlichen Bibelübersetzung und anderen guten Büchern zu lesen, zum Beispiel Let This Mind Be in You von Frances.

T

Taubheitsgefühle (Hypästhesie)
Verursacht durch eine Erkrankung, eingeklemmte Nerven oder Störungen im Nervensystem.

Beten Sie so:
1. Befehlen Sie jeder Erkrankung, zu verschwinden.
2. Machen Sie das „Gesamte Ding". (Nackenkorrektur, Armlängenkorrektur, Beckenkorrektur, Beinlängenkorrektur). Befehlen Sie den Bandscheiben und Rückenwirbeln, zu ihrer normalen Position zurückzukehren. Befehlen Sie jedem Druck auf die Nerven, nachzulassen und den Nerven, normal zu funktionieren.

Taubstummheit
Unfähigkeit von Menschen, zu hören oder sich lautsprachlich auszudrücken.

Beten Sie so:
1. Treiben Sie den tauben und stummen Geist aus.
2. Gehen Sie vor wie bei „Taubheit" angegeben.
3. Prüfen Sie das Hör- und Sprechvermögen.

Taubheit (Gehörlosigkeit)
Kann verursacht sein durch einen tauben Geist, der sich an den Körper hängt, durch einen vererbten Geist, Ausfall des Hörnervs, ein Loch im Trommelfell oder eine andere Beschädigung des

Trommelfells. Wenn möglich, erfragen Sie die Ursache der Taubheit und den Grad des Hörverlustes.
Siehe Kapitel 7, „Elektrische und chemische Frequenzen".

Beten Sie so:
1. Treiben Sie den Geist der Taubheit aus.
2. Stecken Sie vorsichtig Ihre Finger in die Ohren der Person. Befehlen Sie der Taubheit, zu gehen und dem Gehör, wiederhergestellt zu werden.
3. Lassen Sie die Arme „auswachsen" (Armlängenkorrektur).
4. Falls erforderlich, befehlen Sie ein neues Trommelfell und eine Erneuerung der Knochen.
5. Machen Sie das „Nacken-Ding" (Nackenkorrektur). Befehlen Sie den Muskeln, sich zu entspannen, den Gehörnerven freie Bahn zu geben und das Blut in die Ohren fließen zu lassen. Befehlen Sie den Haarzellen im Innenohr, zu wachsen.
6. Legen Sie Ihre Hände an die Schläfen und gebieten Sie den Schläfenbeinen, in die richtige Position zurückzukehren. Prüfen Sie das Hörvermögen der Person und, falls erforderlich, wiederholen Sie das oben Gesagte.

Tendinitis (Sehnenentzündung)
Entzündete oder gereizte Sehnen.

Beten Sie so:
1. Weisen Sie die Entzündung zurück.
2. Nehmen Sie die erforderlichen Korrekturen aus dem „Gesamten Ding" vor (z.B. für Ellenbogen und Schulter die Armlängenkorrektur, für Knie oder Hüfte die Beinlängenkorrektur). Befehlen Sie der Sehne und dem umgebenden Gewebe, geheilt zu sein.
3. Befehlen Sie dem Schmerz sowie jeglicher Schwellung und Reizung, zu gehen.

Tinnitus (Klingeln in den Ohren)
Siehe Ohren.

Trigeminus-Neuralgie

Starke Schmerzen in einer Gesichtshälfte.
Siehe Kapitel 9, „Migräne und Trigeminus-Neuralgie".

Beten Sie so:
1. Machen Sie das „Nacken-Ding" (Nackenkorrektur).
2. Befehlen Sie dem Schmerz, zu gehen und den Nerven, geheilt zu sein.

U

Unheilbare Krankheiten

Alle Krankheiten, für die die Ärzte noch keine Möglichkeiten zur Heilung gefunden haben.
Siehe Kapitel 7, „Elektrische und chemische Frequenzen".

Beten Sie so:
1. Treiben Sie den Geist der jeweiligen Krankheit aus.
2. Sprechen Sie Heilung in den Körper hinein.

Unfruchtbarkeit

Unfähigkeit, Kinder zu empfangen.

Beten Sie so:
1. Sagen Sie: „Vater, Dein Wort sagt, dass der Mutterleib Deiner Kinder nicht unfruchtbar sein wird, und dass Du die unfruchtbare Frau zu einer fröhlichen Mutter von Kindern machst. Hiermit spreche ich das erste Kind in (Name der Frau) hinein, das vollkommen gesund innerhalb eines Jahres entbunden wird."
2. Machen Sie das „Becken-Ding" (Beckenkorrektur).
3. Befehlen Sie allen Fehlbildungen, sich zu normalisieren.

V

Venenentzündung (Phlebitis), Thrombose

Entzündung eines venösen Gefäßes; Blutgerinnsel in einem Gefäß.

Beten Sie so:
1. Befehlen Sie dem Blutgerinnsel, sich aufzulösen.
2. Befehlen Sie der Infektion, zu verschwinden.

Verstopfung
In der Regel verursacht durch Ernährungsfehler.

Beten Sie so:
Machen Sie das „Becken-Ding" und lassen Sie die Beine „aus-wachsen" (Beckenkorrektur, Beinlängenkorrektur). Befehlen Sie dem Darm, normal zu funktionieren.

Verwachsungen
Siehe Narbengewebe

Völlerei (Fress-Sucht)
Siehe Kapitel 13, „Das Appetitkontrollzentrum".

W

Warzen

Beten Sie so:
1. Verfluchen Sie den Samen und die Wurzel der Warzen.
2. Befehlen Sie der Warze, zu vertrocknen und abzufallen.
3. Sagen Sie der Person, sie solle immer wieder sagen: „Danke, Jesus", bis die Warzen abgefallen sind.

Wasser im Knie oder am Ellbogen
Siehe Ödem.

Witwenbuckel
Siehe Osteoporose.

X

X-Beine
Siehe Beine.

Z

Zähne

Zahnfehlstellungen

Beten Sie so:
1. Treiben Sie den Geist der Vererbung aus.
2. Legen Sie Ihre Hände auf den Kiefer. Befehlen Sie den Kieferknochen, sich so anzupassen, dass die Zähne genügend Raum bekommen.
3. Befehlen Sie den Zähnen, sich ordnungsgemäß auszurichten.

Karies

Beten Sie so:
1. Verfluchen Sie die Karies.
2. Legen Sie die Hände auf den Kiefer und befehlen Sie ein kreatives Wunder – dass die Zähne wiederhergestellt und mit einer perfekten Schicht Zahnschmelz bedeckt werden.

Zähne-Knirschen
Tritt in der Regel nachts im Schlaf auf. Siehe auch Kiefergelenksentzündung.

Beten Sie so:
1. Machen Sie das „Nacken-Ding" und lassen Sie die Arme „auswachsen" (Nackenkorrektur, Armlängenkorrektur). Befehlen Sie den Nerven, befreit zu sein.
2. Sprechen Sie die Gesinnung Christi in die Person und schlagen Sie ihr vor, dass sie sich Zeit nimmt, sich mit der Bibel zu beschäftigen.
3. Falls notwendig, helfen Sie der Person, zu vergeben.

Überbiss oder Unterbiss

Verursacht durch eine Fehlstellung des Kiefers.
Siehe auch Kiefergelenksentzündung.

Beten Sie so:
1. Treiben Sie den Geist der Vererbung aus.
2. Legen Sie Ihre Hände auf den Kiefer und befehlen Sie dem Kiefer, in die richtige Position zu kommen, damit die Zähne genügend Platz haben.
3. Befehlen Sie den Zähnen, sich korrekt auszurichten.

Kiefergelenksentzündung

Beten Sie so:
1. Machen Sie das „Gesamte Ding". (Nackenkorrektur, Armlängenkorrektur, Beckenkorrektur, Beinlängenkorrektur). Befehlen Sie dem Kiefer, in die richtige Position zurückzukehren.
2. Befehlen Sie Gewebe, Bändern und Knorpel, geheilt zu sein und sich korrekt auszurichten.

Zahnfleischerkrankungen

Beten Sie so:
1. Weisen Sie die Infektion zurück.
2. Legen Sie Ihre Hände auf den Kiefer und befehlen Sie dem Zahnfleisch, geheilt zu sein.

Zerebrale Lähmung

Beten Sie so:
1. Treiben Sie den Geist der zerebralen Lähmung aus.
2. Sprechen Sie ein neues Gehirn in Existenz.
3. Machen Sie das „Gesamte Ding" (Nacken-, Armlängen-, Becken- und Beinlängenkorrektur) und aktivieren Sie dabei die Kommunikation vom Gehirn zu den anderen Körperteilen. Befehlen Sie den Muskeln, Sehnen und Nerven, richtig zu funktionieren.

Zigaretten
Siehe Sucht.

Zucken

Beten Sie so:
Legen Sie die Hände auf die betroffene Stelle. Befehlen Sie jeglichem Druck, nachzulassen, jeder Reizung zu verschwinden und den Nerven, geheilt zu sein.

Zysten in der Brust
Eine Frauenkrankheit, in der Regel vor oder während der Menopause; äußert sich meist durch schnelles Wachstum von Zysten in der Brust. Auch fibrozystische Erkrankung, Mastitis oder Brustzyste genannt.

Beten Sie so:
1. Treiben Sie den Geist der fibrozystischen Erkrankung aus.
2. Legen Sie Ihre Hände auf die Brust. Befehlen Sie allen Zysten, sich aufzulösen und zu verschwinden. Gebieten Sie allen Zellen und dem gesamten Gewebe der Brust, geheilt und normal sein. Befehlen Sie ein kreatives Wunder für alles, was geschädigt wurde.

Anhang für die deutschsprachige Buchausgabe

In Zusammenarbeit mit Utta und Christoph Häselbarth

Armlängenkorrektur

Wenn die Halswirbelsäule verschoben ist, müssen unsere Muskeln diese Schieflage ausgleichen und oft hat das unter anderem schmerzhafte Verspannungen der Schultermuskulatur oder auch Kopfschmerzen zur Folge.

Nicht nur, aber auch hier kann eine Armlängenkorrektur Erleichterung oder Heilung bringen. Dazu gehen Sie so vor:

Erklären Sie der Person den Zusammenhang zwischen Wirbelsäule und Arm„länge": Meist scheint ein Arm deshalb kürzer zu sein als der andere, weil der Kopf schief sitzt oder die Halswirbelsäule und/oder die obere Burstwirbelsäule verschoben ist. Gottes Heiliger Geist wird jetzt all das in Ordnung bringen.

Bitten Sie die Person, die Arme seitlich auszustrecken und dann die Handflächen zueinander zu bewegen, dabei bleiben die Arme weiterhin gestreckt und in waagrechter Haltung. Wenn die Handflächen einander getroffen haben, können Sie ganz leicht erkennen, ob die Fingerspitzen genau aufeinander liegen oder aber, ob die Arme „nicht gleich lang" sind. Dies liegt nun selten daran, dass die Knochen des einen Armes kürzer wären als die des anderen, was manchmal aufgrund von Wachstumsstörungen oder Unfällen der Fall sein kann (dann müssen die Knochen nachwachsen, bei Erwachsenen ist das ein kreatives Wunder). Meist ist das aber ein Zeichen dafür, dass Hals- und obere Brustwirbelsäule samt Schultern nicht ganz gerade sind.

Unterstützen Sie mit einer Hand die Hände der Person, der Sie dienen. Legen Sie Ihre andere Hand auf die Unterarme und gebieten Sie: „Im Namen Jesu Christi befehle ich, dass diese beiden Arme gleich lang werden. Du ‚zu kurzer‘ Arm, im Namen Jesu, komm heraus! Im Namen Jesu befehle ich den Wirbeln und Bandscheiben, gerade und richtig aufeinanderzusitzen, und allen Muskeln, Sehnen und Bändern befehle ich: Streckt euch und entspannt euch! Im Namen Jesu befehle ich dem Kopf, wieder gerade auf dem Atlas zu sitzen. Ihr Nerven, tretet sauber und ungehindert aus den Wirbelkanälen aus! Heiliger Geist, komme mit Deiner Kraft und bringe alles in Ordnung."

Dabei kann es sein, dass die Fingerspitzen sich mehrmals abwechselnd weiter nach vorne und mehr nach hinten schieben. Hier ist die Kraft des Heiligen Geistes am Wirken, er bringt die Wirbelsäule ganz sanft wieder zurecht.

Beinlängenkorrektur

Wenn das Becken verschoben ist, zieht das nicht nur Bandscheiben und Rückenmuskulatur in Mitleidenschaft. Es hat auch oft den Anschein, als wäre das eine Bein kürzer als das andere.

Diese Bein„verkürzung" wiederum verhindert oder erschwert eine gerade, natürliche und gesunde Rückenhaltung. Die Rückenmuskeln müssen die Schieflage mithilfe unnatürlicher Krümmungen auszugleichen versuchen, was dem Rücken auf Dauer nicht gut tut.

In diesen Fällen nehmen wir eine Beinlängenkorrektur vor.

Erklären Sie der Person, dass es zwar die Wirbelsäule ist, die jetzt geheilt wird; aber während alles in die richtige Position gebracht wird, sieht es so aus, als würden die Beine „auswachsen".

Bitten Sie die Person, sich auf einen Stuhl zu setzen, mit dem Gesäß ganz nach hinten an der Stuhllehne. Dann soll sie die Beine waagrecht nach vorne strecken.

Nun nehmen Sie die beiden Füße der Person in Ihre Hände. An den Absätzen kann man sehr gut erkennen, ob die Beinlänge beider Beine gleich ist oder ob eine Korrektur vorgenommen werden sollte. Falls die Person nur Flip-Flops oder gar keine Schuhe trägt, vergleichen Sie die Positionen der beiden Fußknöchel.

Wenn nun das eine Bein kürzer erscheint, liegt dies nur selten daran, dass die Knochen des einen Beines kürzer wären als die des anderen, was manchmal aufgrund von Wachstumsstörungen oder Unfällen der Fall sein kann (dann müssen die Knochen nachwachsen, bei Erwachsenen ist das ein kreatives Wunder). Meist ist es jedoch ein Zeichen dafür, dass das Becken verschoben und deshalb schief ist – oder dass die Wirbel schief sitzen oder Bandscheiben einseitig abgenutzt sind.

Während die Füße weiterhin auf Ihrer Hand ruhen, legen Sie die andere Hand auf das kürzere Bein und befehlen: „Im Namen Jesu gebiete ich dir: Komm heraus und werde gleich lang wie das andere Bein! Im Namen Jesu befehle ich dem Becken: Komm in die Schöpfungsordnung Gottes und nimm deine richtige Position ein! Ihr Wirbel und Bandscheiben, sitzt gerade und richtig aufeinander. (Wenn nötig, rufen Sie neue, gerade sitzende Bandscheiben-Ersatzteile in Existenz.) Ihr Nerven, tretet sauber und ungehindert aus den Wirbelkanälen aus! Allen Muskeln, Sehnen und Bändern befehle ich: Streckt euch und entspannt euch! Heiliger Geist, komme mit Deiner Kraft und bringe alles in Ordnung und beschenke diese Person mit einem gesunden, geraden und schmerzfreien Rücken."

Wenn die Person, der Sie dienen, ihr Leben schon Jesus übergeben hat, können Sie sie auch anleiten, selbst die Hände aufzulegen und diesen Befehl zu geben. Der Vorteil: Sie können weiterhin die Füße der Person mit beiden Händen unterstützen und die Person lernt dabei gleich noch: „… dann kann ich das auch!"

Bei diesem Befehl kommt Bewegung in die Beine: Das „kürzere" Bein schiebt sich ganz allmählich oder auch recht schnell nach vorne, bis es gleich lang ist wie das andere. Das ist ein Zeichen dafür, dass der Heilige Geist das Becken und die Wirbelsäule der Person ganz sanft zurechtrückt.

Falls sich wider Erwarten nach dem Befehl nichts verändert hat oder das Bein „auf halbem Weg stehenbleibt", fragen Sie die Person, ob noch etwas zwischen ihr und Gott steht oder ob sie noch irgendjemandem irgendetwas vergeben sollte. Wenn diese Hindernisse ausgeräumt sind, gebieten Sie nochmals, falls es dann überhaupt noch notwendig sein sollte; manchmal kommt dabei nämlich alles „wie von selbst" vollends in Ordnung.

Zum Abschluss danken Sie Jesus und auch die Person, der Sie dienen, sollte Jesus Danke sagen für ihre wunderbare Heilung.

Vergessen Sie nicht: Durch alle diese im Gebet vorgenommenen Rückenkorrekturen können nicht nur Rückenprobleme geheilt werden. Wenn in einem begradigten, geheilten Rücken die

Nerven wieder ungehindert aus den Wirbelkanälen austreten, können sie auch den Organen heilende Impulse geben.